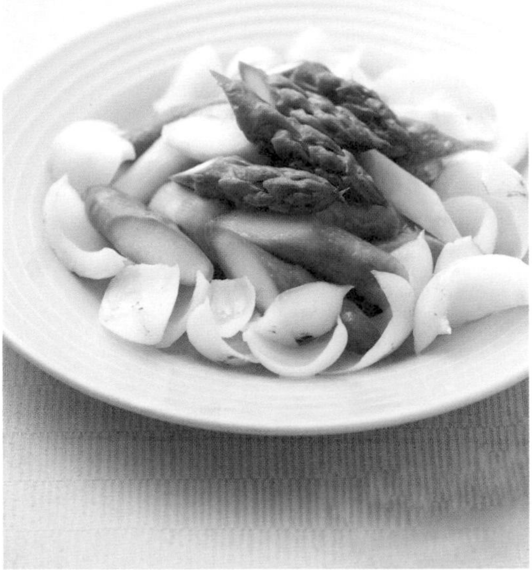

梁瓊白——著

梁瓊白遇見
原味新美食

《當然要挑食》修訂版

目錄

Part 1 挑食之前
請先跟我這樣做

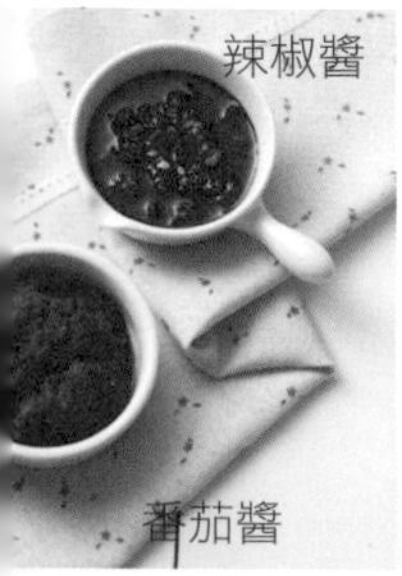

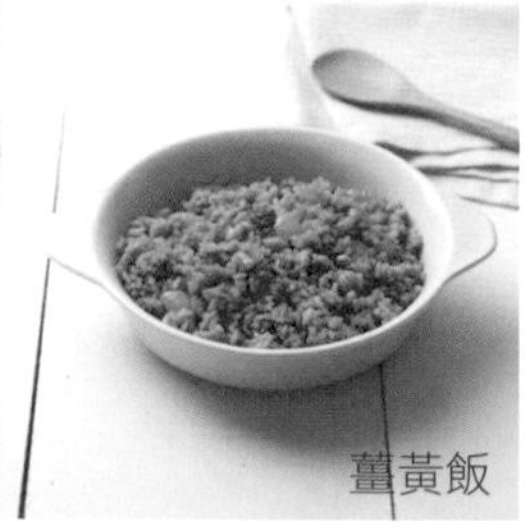

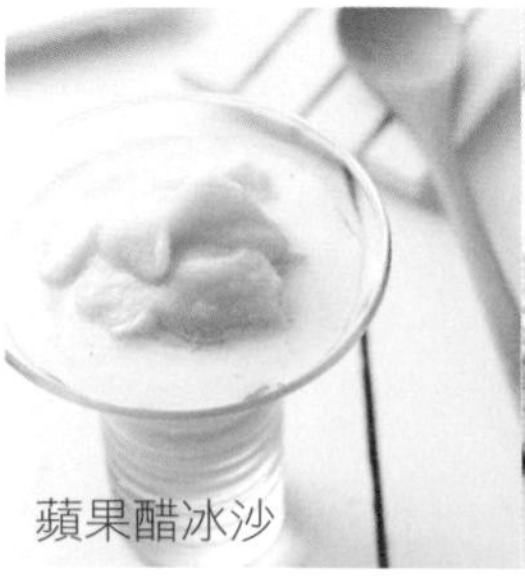

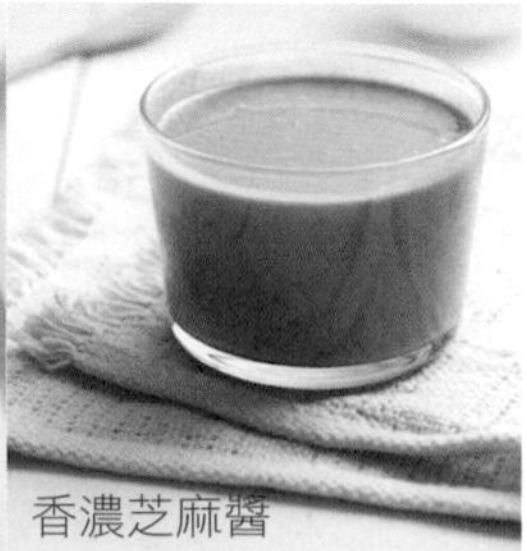

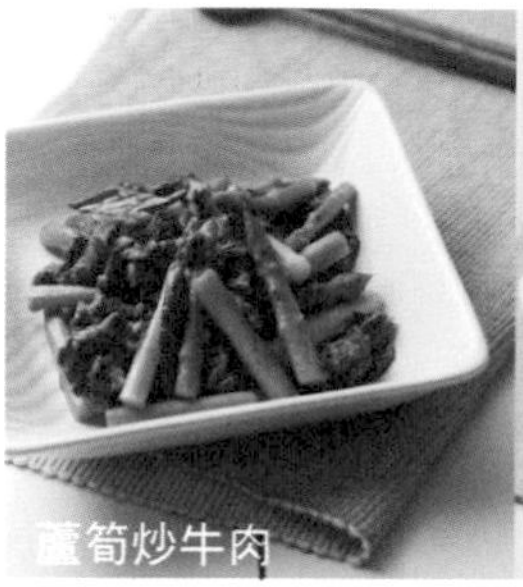
蘆筍炒牛肉

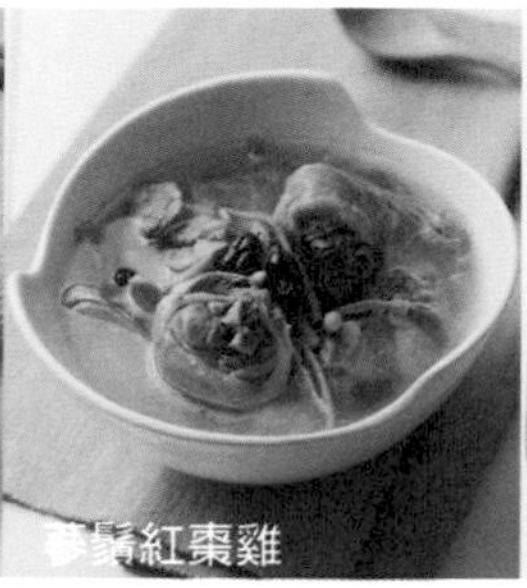
蔘鬚紅棗雞

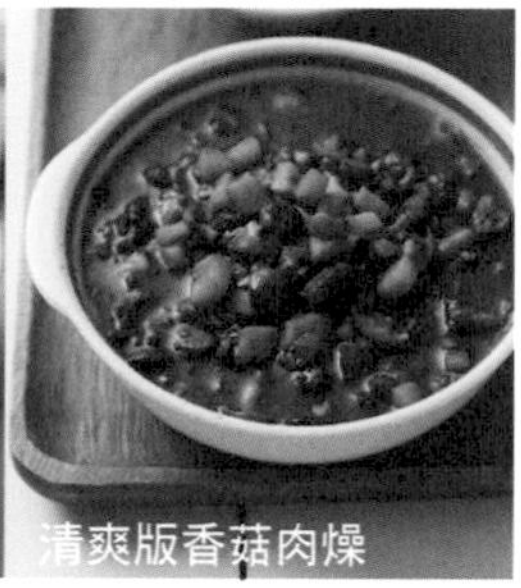
清爽版香菇肉燥

Part 2 遇見肉類新美食

低脂無負擔

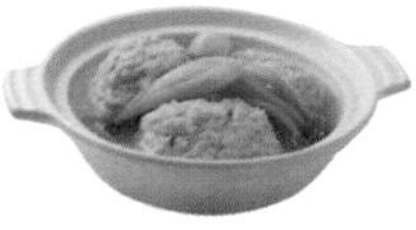

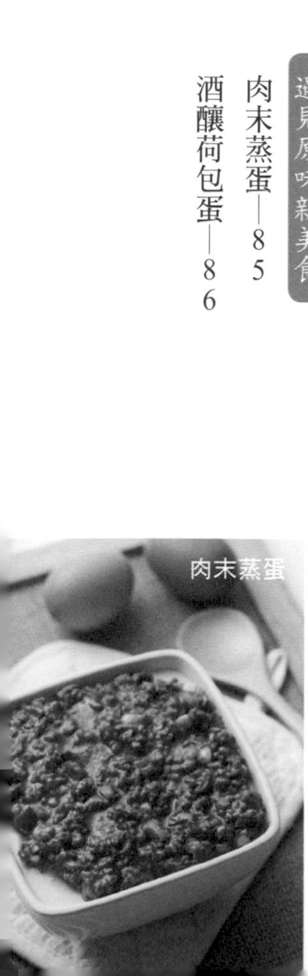
肉末蒸蛋

遇見**海鮮**新美食

Part 3 鮮甜海之味

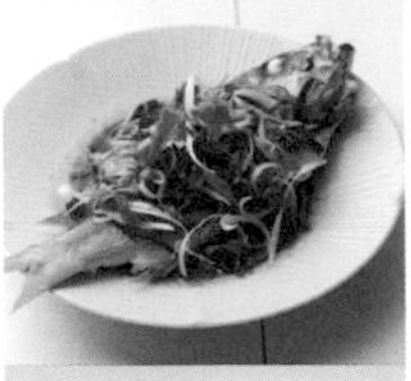

清蒸時鮮

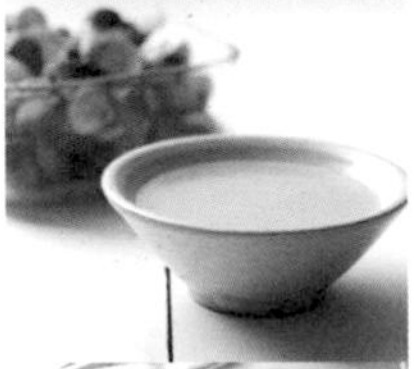

自製蜆精

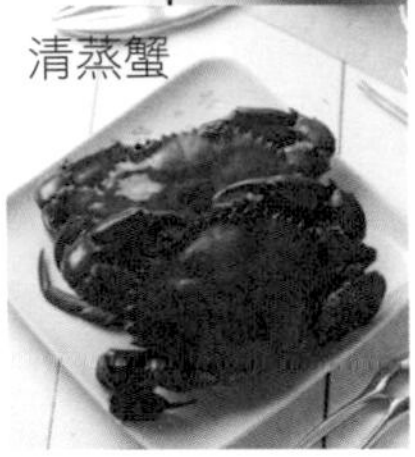

清蒸蟹

遇見**蔬果**新美食

Part 4 滿口菜根香

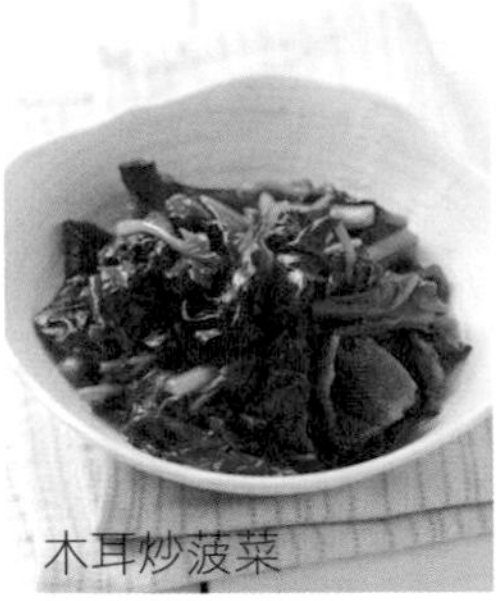

木耳炒菠菜

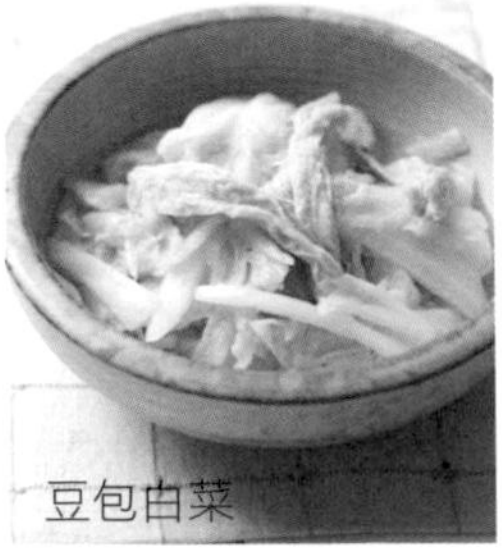

豆包白菜

Part 5 遇見**穀物雜糧**新美食

營養好消化

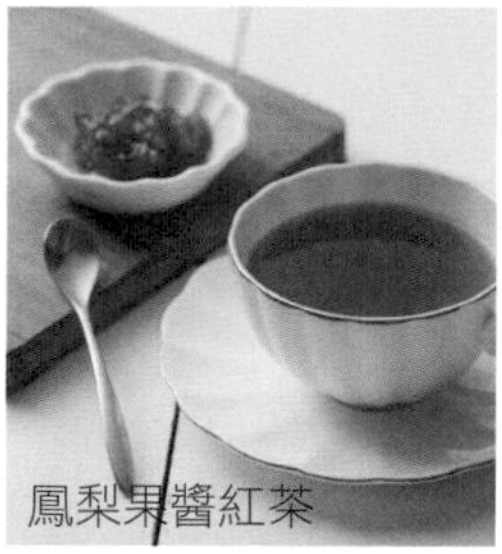
鳳梨果醬紅茶

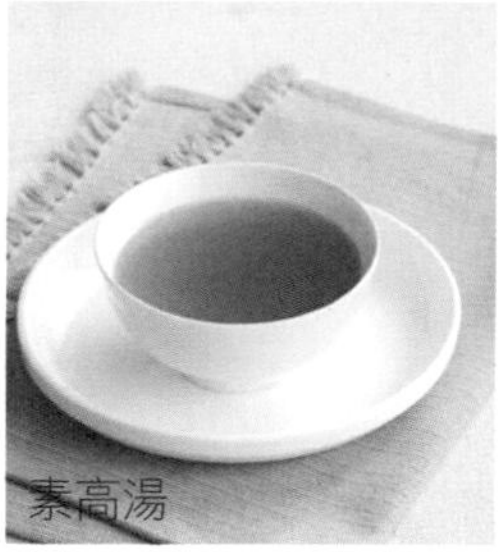
素高湯

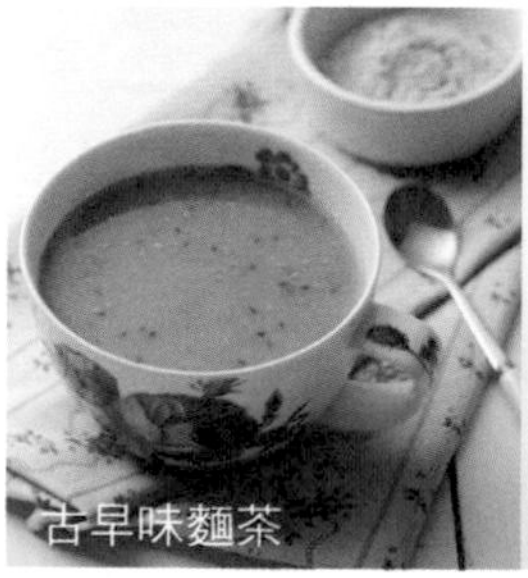
古早味麵茶

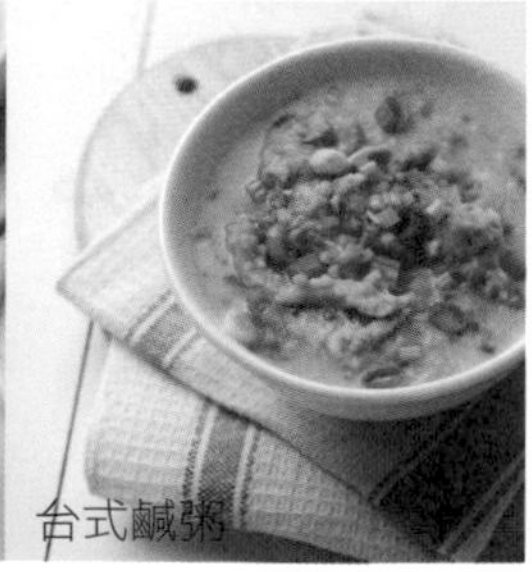
台式鹹粥

作者序

翻轉味覺的省悟

我成長的年代，是生活普遍拮据、經濟困頓的年頭，大批撤退來台的外省人和台灣光復不久，剛從日本人手中重新獲得民族自尊的台灣人，共同生活在這彈丸大的島嶼上，孜孜矻矻的為生活打拼，大多數的人都不知道自己的努力能換取什麼收穫，但是所有人都對未來充滿希望，都有明天會更好的信心！那年代的人們慾望都很簡單，能吃飽就知足，如果餐桌上能經常出現魚、肉就覺得是富裕了。

記得小時候只有逢年過節才能吃到大塊肉，小孩子正當發育的年齡，個個都吃得既快且多，而且盡挑肉厚的部位挾，肉再肥也不怕，油再多還是覺得香，偶爾吃到的蛋糕，都是厚厚的一層人工奶油，既甜且膩，還有不同顏色的色素妝點的造型，大家還是吃得津津有味，每當有人覺得奶油太多而刮下時，我都自告奮勇的接收，還自豪是怎麼吃都不會胖的體質，對各種甜食更是來者不拒！

直到年齡漸長，直到健康亮紅燈，那些曾經吃過的高油脂、高糖分，彷彿潛伏體內多年後開始竄出一般，因生病而導致的新陳代謝減緩，更讓身材發胖，而有一發不可收拾之勢，原來我不是吃不胖，只是年紀還不到，何況生病也會改變體質。

我雖然不是富家千金，卻吃遍山珍海味、燕翅鮑參；我不是名廚，卻做過上萬道美食料理，因為我的工作是烹飪老師，所以比別人有更多品嚐美食的機會。我最初學做菜的動機，只是想盡一個家庭主婦的職責，滿足和照顧丈夫、孩子的口腹之慾，沒想到後來誤打誤撞讓烹飪成為我的職業，這一投入便是35年的鑽營，這期間，因工作需要而教學相長的做遍、吃遍許多美食，累積的經驗只要我吃過、看過的菜就可以如法炮製，任何菜對我都不是難事，任何口味對我都稀鬆平常。

沒想到，當我滿足於自己豐碩成果的同時，我的身體卻無預警的發出了抗議，一場大病之後，雖然活了下來，卻是極大的警訊，也頓悟到再也不能用隨興的態度看待飲食，現代人吃好、吃巧都不是難事，但如何在美味與營養間取得平衡，讓健康和養生並重，卻是最最重要與迫切的課題。

「吃」帶給人精神上的滿足與口腹上的愉悅，但「吃」也能帶來疾病，所謂「病從口入」，很多疾病都與飲食有關，雖然透過食物的攝取，可以提供人體的營養所需，但也同時可能因為飲食不當、不符人體需求而成為負擔，而成為疾病的根源了，中國傳統的飲食觀是：食不厭精、膾不厭細。回顧以往我吃過、做過的佳餚美饌，都是以這個標準去要求，一道菜反反覆覆好幾道工序，即便達到色、香、味的標準，營養值卻已是微乎其微，這樣的美食雖然可以滿足口感與味覺，但對身體毫無益處，尤其當我用健康付出代價，才領悟到不當的美食是隱藏殺手的時候，開始探究「原味」的必要性。

我們也許都曾經羨慕過富裕人家朱門酒肉、杯酒千金的豪奢，然而升斗小民的布衣粗食同樣可以飽足，反而更健康，若是因為吃太多太好而得病，還不如粗茶淡飯來得養生，上天不會以財富決定人的壽命，但會以健康與否決定每個人的生老病死，這是最公平的對待。因此，為了健康，也為了讓以後的生活遠離病痛，從飲食開始改變，**吃好先均衡營養，吃巧不求精細，只有讓身體經由吃來養生，才能讓生活悠適、生命厚實。**

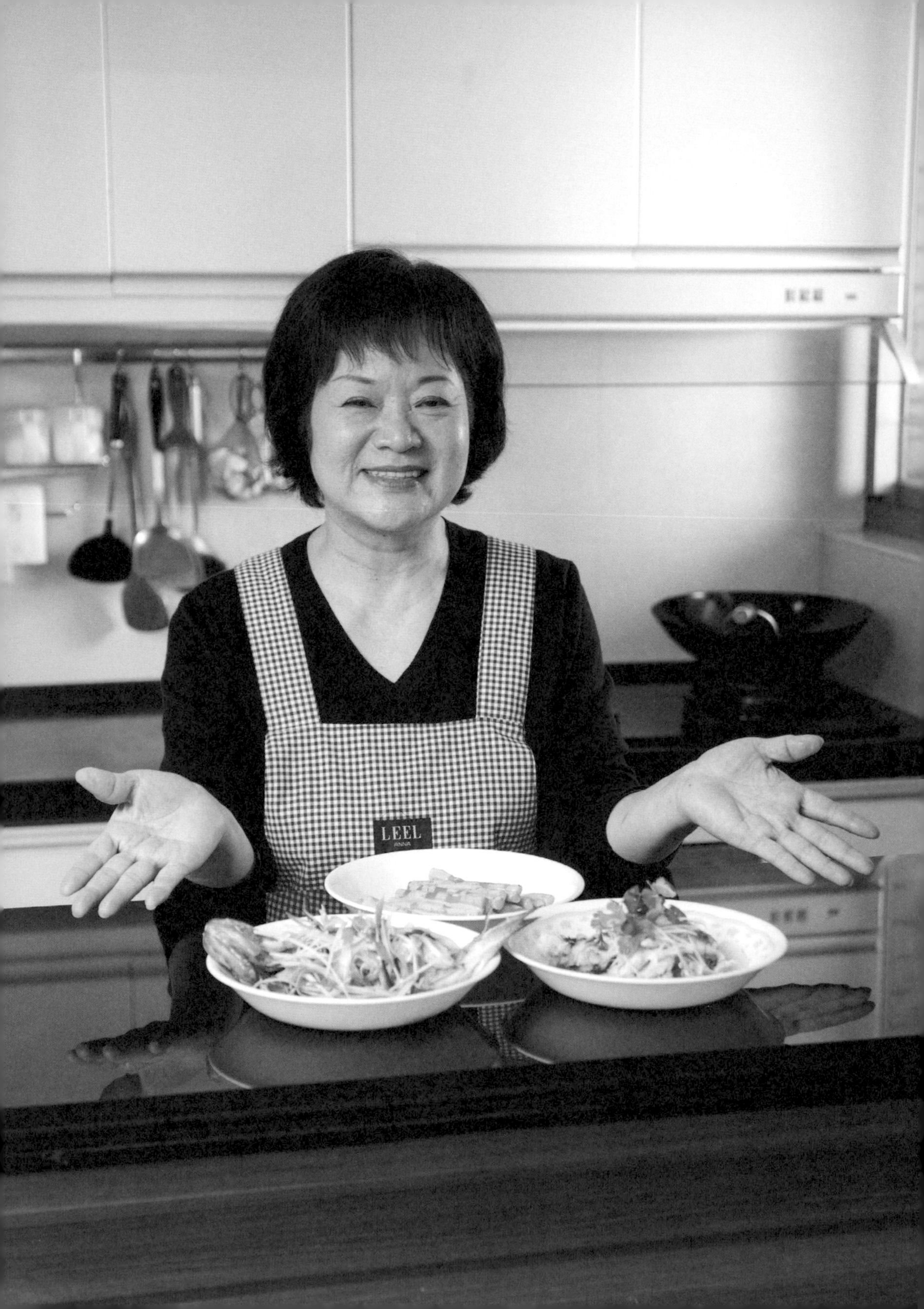
LEEL
ANNA

Part 1

挑食之前
請先跟我這樣做

炊具是門神

若說「工欲善其事、必先利其器」太過口號，那麼為了健康，使用好的炊具烹煮食物，是首要必備的工具。

百貨公司的家庭用品部，隨時展示著各種品牌的鍋具，傳統菜場和各大賣場也經常展售不同材質和不同造型的鍋子，但是價格落差卻極大，各品牌經由知名代言人的加持，有些鍋具的售價至少都上萬，而便宜的可能只需幾百元，其中差別除了管銷費用，材質是最大關鍵。

不沾鍋、不銹鋼鍋、鐵鍋，什麼鍋才是好鍋？買貴的鍋比較安全，還是便宜也有好鍋？

從材質上看，我個人覺得最安全的是**不銹鋼鍋**。

任何價格的**不沾鍋**都是因為經過塗佈處理的效果，只要刮傷塗層，就會釋出有毒物質污染食物，所以使用過程

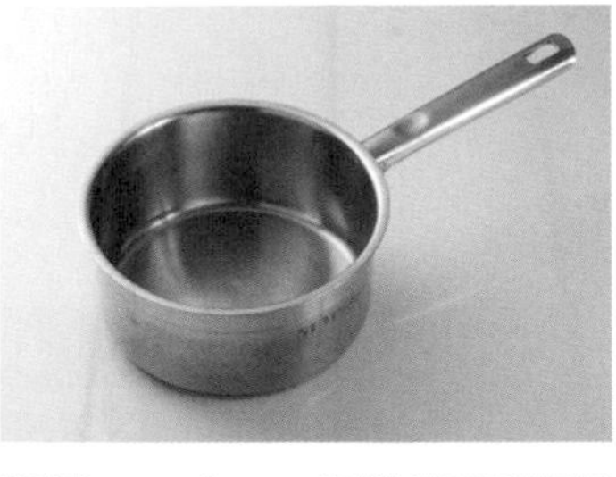

選擇 304 或 316 標識的不銹鋼鍋具較安全。

必須非常小心，絕對不能用容易刮傷的金屬工具，好處是不會沾黏，加熱任何食物都可以完美取出。

不銹鋼鍋恰恰相反，任何有汁液的食材，都很容易在加熱過程中因沾黏而破損，同樣需要技巧去克服，那就是先熱鍋再放油，但是熱油又容易造成油垢沾附，而使得原本乾淨明亮的鍋子變黃，除了勤於刷洗，不妨選擇煮或燙的烹調方式，也是比較健康清淡的烹調方式。不過很多號稱不銹鋼的鍋具或餐具，如果價格便宜，其實很可能成份不足，只是經過電鍍處理而已，經過長時間的高溫燒煮後，塗層變稀薄了，便會露出底下白鐵的材質，所以一定要選擇有３０４或３１６標籤的不銹鋼鍋具才能安心使用。

至於**鐵鍋**，除了便宜，最大優點是傳熱快、耐摔，使用起來不必像高價鍋那麼小心翼翼，但這種鍋容易生銹。

如果是**鋁鍋**，對人體更不安全；醫學研究顯示，使用鋁鍋容易罹患失智症，此外**陶鍋**、**耐熱玻璃鍋**、**砂鍋**也常被選用，只是實用性不如以上三種普及。

由於工作關係，我經常買鍋，除了可以從不同品質中去了解不同鍋具的實用性和品質外，也經常收到廠商送給我試用的各種鍋具，其中不乏造型美觀、價格高檔、材質各異的各種鍋子，但是最後還是覺得最簡單輕便的不銹鋼鍋最好用，因為好用，而且收納方便、不佔空間，所以最後那些漂亮、昂貴的鍋，反而只能當擺飾。

其實再好用的鍋，如果維護不當也達不到效果，例如每次清洗完後，烘乾或擦乾就是不能偷懶的工作，尤其是很多鍋子落在一起的時候，如果沒有擦乾水分，除了容易吸附而不易抽取之外，水漬造成的異味，也會在下次取用時造成不愉快的感覺，可見整潔也是要花時間維護的。

讓食物清淡、少油煙的烹調法，除了川燙、水煮，還有蒸。蒸的工具有蒸籠和鍋子，一般家庭如果蒸的東西或次數不多的話很少使用蒸籠，畢竟占空間，最常用的是鍋子，例如將**炒菜鍋**放上蒸架，或是利用**電鍋**等，都十分方便。從最早的大同電鍋到後來引進的電子鍋，每個家庭都少不了其中一種，我還是覺得大同電鍋最好用、也最耐用，不過他們大同電鍋的內鍋使用的材質曾經是鋁鍋，除了另配不銹鋼鍋取代之外，當他們推出內外鍋都是不銹鋼材質的時候，我還是毫不猶豫的換了，畢竟每天都要用的炊具，還是要以健康安全為考量，何況它不容易壞，買的時候貴一點，卻能使用很長時間呢。

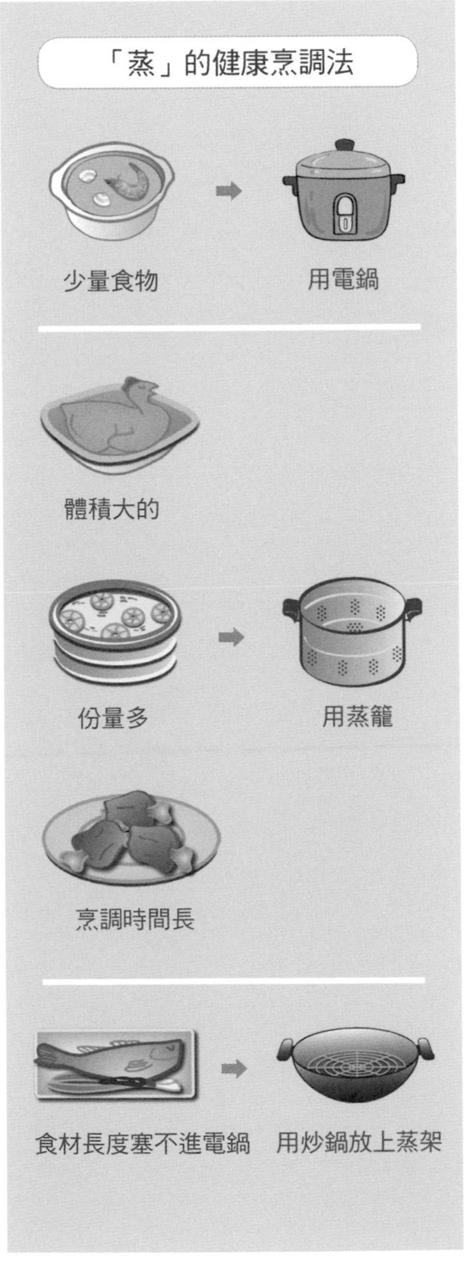
「蒸」的健康烹調法
少量食物
用電鍋
體積大的
份量多
用蒸籠
烹調時間長
食材長度塞不進電鍋
用炒鍋放上蒸架

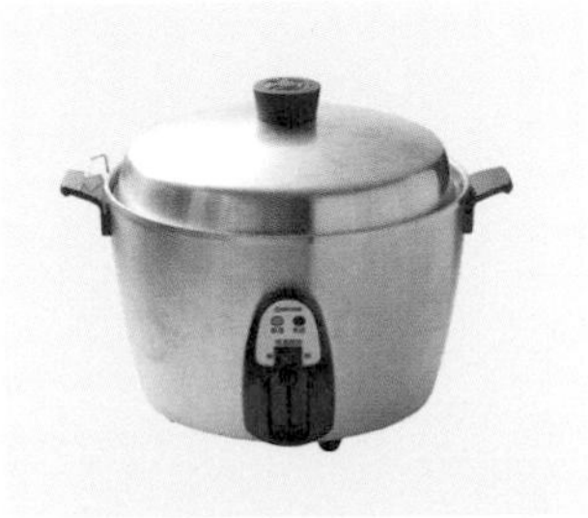

可善用傳統電鍋（上）或多功能蒸烤箱（下）省時又好用。

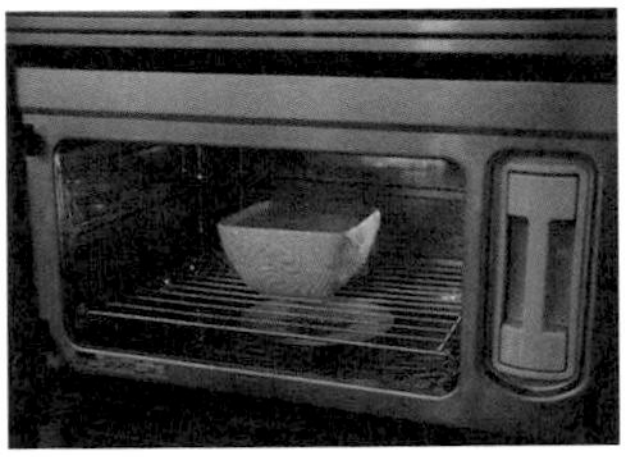

近年還興起一種由歐美引進的**蒸箱**，體積有如烤箱，崁在廚具上，除了整齊美觀，空間大、性能不亞於蒸籠，如果廚房空間夠，我覺得也是非常理想的炊具。

何必層層疊疊

曾經有一段時間，坊間的食譜書和烹飪教學節目，都非常熱衷推廣一鍋三菜、甚至多菜的烹煮法，無論用電鍋或烤箱，都想要在有限的空間和時間內，一下做出好幾道菜，以因應現代人忙碌的生活，創意不錯，品質卻有待商榷。

不同的食材有不同的質地，就算相近，也未必同時間可以達到相同的口感，雖然方便，卻不好吃。烤箱還可以中途打開，取出已經完成的食物，電鍋或蒸籠卻不適合，因為電鍋或蒸籠的加熱靠的是蒸氣，在密閉空間中，藉著蒸氣循環讓食物熟軟，一旦打開，蒸氣立刻飄散，相同時間下，同鍋食物必然口感不一，遷就軟的，肯定硬的熟成不足，等硬的夠熟軟了，有些需要嫩的，口感又蒸老了，偶而為之，也只是將就，若經常用這樣一鍋燜的方法做菜，是談不上口感的，菜餚的品質只是能吃，但不會好吃。

節省時間、快速上菜的方法很多，例如善用炊具就是最實用的一項。與其堆疊在一鍋裡蒸，還不如分散用不同炊具同時進行，需要蒸的用**電鍋**，需要煎的用**烤箱**，

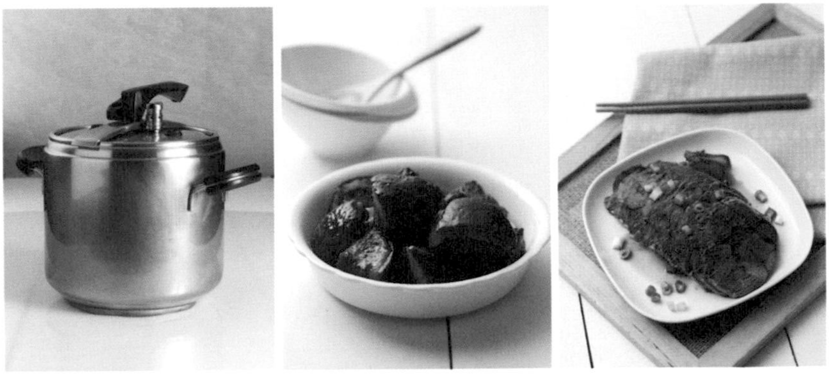

需費時燉煮的料理可用快鍋搞定。

需要炒的、煮的用**瓦斯爐**，半小時之內開飯上菜一點也不難，而且不同的烹調法有不同的風味和口感，全部用電鍋蒸熟未必好吃，何不多變換些口味。

此外，將一些需要費火候的菜，先用**快鍋**煮熟軟，或是利用比較空閒的時間先煮熟，也是節省時間的妙方，以我自己來說，既是上班族，又是中午會在公司開伙的人，可是我只要花半小時左右的時間，就可以完成三菜一湯與同事分享午餐，靠的就是這兩招：使用不同炊具和在家先把費火候的菜燒好再加工。

快鍋是我很喜歡使用的炊具，只要控制好時間，短短幾分鐘，再硬的食材靠著它都能軟化，非常符合我的急性子。即使是一些需要長時間燉煮的肉塊，都可以用快鍋很快燒煮出來，完全不影響其他菜餚的進度，因此我家的餐桌上不會因為忙碌、想節省時間快速上菜，就永遠只吃快炒快蒸的簡便料理，哪怕牛肚、牛筋、蹄膀、豬腳這些費火候的菜，通通可以在做其它菜的同時，用快鍋搞定。

有人質疑快鍋燒的食物缺乏彈性，那麼時間的掌握就非常重要！其實食物在密閉的高溫狀態下軟化，不但保留食物的色香味，營養並不會流失，坊間很多罐頭食品不也都是高溫爐燒煮出來的？既能節省時間，對於食物的質感也是有利而無害。

雖然快鍋爆炸的新聞時有所聞，也因此導致很多人心生恐懼而不敢使用，除了要詳讀說明書，注意使用方法外，選擇值得信賴的品牌很重要，不妨透過口碑徵詢周邊朋友的使用經驗作為參考，即使多花點錢買信譽好的品牌，為了自身安全，還是值得的。

還有一種號稱安全、節省瓦斯的炊具叫**燜燒鍋**，先將食物燒開並且加熱若干時間後熄火，讓食物在保溫密閉的狀態下持續軟化，這種烹調方式是可以讓食物熟軟，但是不好吃，因為加溫過程中食物和湯汁沒有滾動的情況下會產生分離，食物吸收不到湯汁的味道，湯汁也缺少食物的鮮郁，兩者融合的效果不如快鍋。

事半功倍的工具

其實現在的家用小工具非常多，除了可以把廚房佈置得整潔漂亮，也可以成為事半功倍的小幫手。現在的家庭主婦很幸福，何不善用這些小幫手讓自己在廚房做得輕鬆？但一定要注意品質，雖然價格不是絕對的標準，但是品牌絕對是保障，多看、多比較、別衝動，不只是讓自己買到最適合的工具，也是防止堆積物品的好辦法。

老實說，我算得上是家用商品的最佳試用者，看見任何家用品，只要推銷者說得神奇、或表演得精采，不管售價如何都會買回去試用。結果好用的固然有，不好用的也很多，而所謂的不好用，有的是笨重、有的是麻煩，還有效果跟當時表演的似乎有出入，總之，家裡一堆放著占地方、扔了又可惜的家用品就是這樣累積出來的。

後來我終於領悟到一個最大的原因，就是我經常買些仿造品而不是原裝品，當某些品牌研發出某種用品而以專利的高售價推出時，不久坊間就會出現功能相近、造型類似的相同產品，但是價格往往相差很大，而經常在捨不得花錢又想要的情況下，就會去買那些看起來差不多的仿造品。其實一分錢一分貨，想當然耳，品質當然沒保障，新貨時可能還可以用上幾次，等狀況出現只好一修再修，最後束之高閣，因此後來我再也不買沒有品牌的任何用品，也不再為了省錢買一些仿冒品。

以**果汁機**來說，我家至少大大小小有四台，雖然不都是仿冒品，但也不是性能很好的產品，最大的區別是打久了會發熱，還有一些體積比較小的顆粒物打不勻、打不碎，後來還是忍痛買了一台價格比較貴、馬力比較大的果汁機，從此才順手，可見一分錢一分貨還是有道理的，便宜的仿冒品只能模仿外觀，性能永遠達不到品質。

有了好工具，不但操作起來得心應手，許多過去沒做過或做不好的東西都比較有信心去嘗試，例如食安問題連續爆發後，我幾乎完全不外食，加上曾經生過一場大病，對各種現成的醬料尤其謹慎，一些發酵醃漬的調味醬幾乎不吃，改用其他調味品也可以做出好口味的菜餚，但有些醬就沒那麼容易取代了，例如**果醬**、**花生醬**、**芝麻醬**等等。

我非常喜歡吃**花生醬**，抹在烤好的吐司上，那香味是從小到大最美味的記憶，但是花生很容易因為保存不當而變質，一旦產生黃麴毒素，肉眼根本看不出來，坊間的花生醬即使保存時間未過期，至少都加有防腐劑，所以再想吃也不敢買，後來有了高效能的果汁機後，我就自己打，才花幾分鐘的時間就能做出既新鮮又安全的花生醬，色香味一點也不亞於店裡賣的。為了保持新鮮，我做的份量都不多，因為不麻煩，所以吃完再做或想吃再做都很方便，滿足了口欲又吃得安心，全靠那台性能不錯的工具。

芝麻醬也一樣，每到夏天，吃涼麵、吃涼拌菜都少不了芝麻醬，以前都是買現成的，因為自己無法研磨到那麼細，可是芝麻醬的保存時間有限，放在外面容易變質，冷藏又會沉澱，常常是吃一半丟一半，自己打就沒這些問題，吃多少打多少，現打現吃，更香也更新鮮。

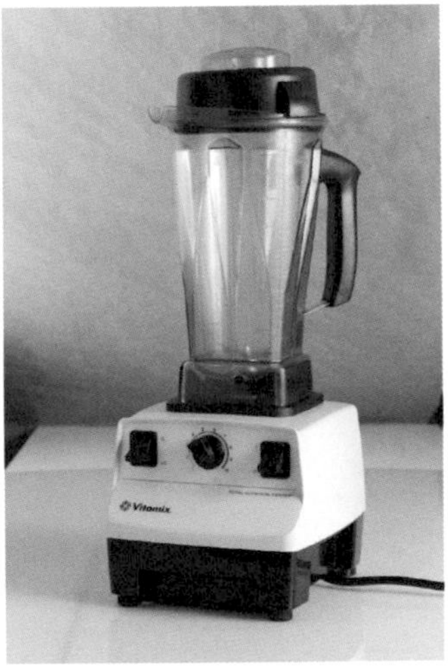

選擇馬力較強的果汁機，性能好、操作較順手。

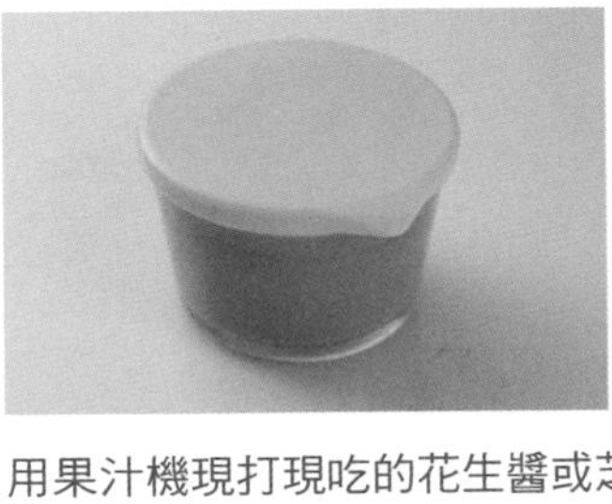

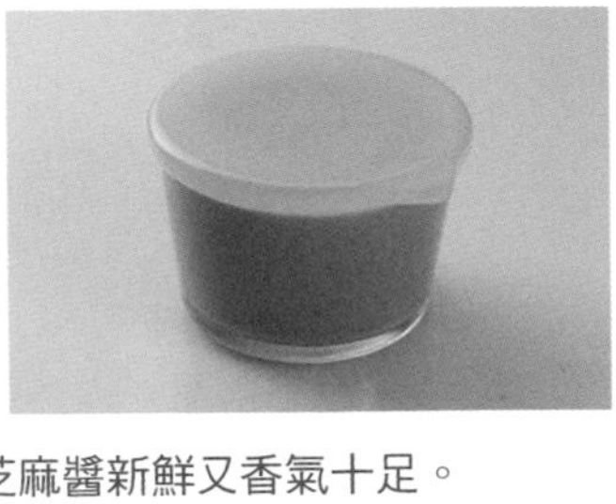

用果汁機現打現吃的花生醬或芝麻醬新鮮又香氣十足。

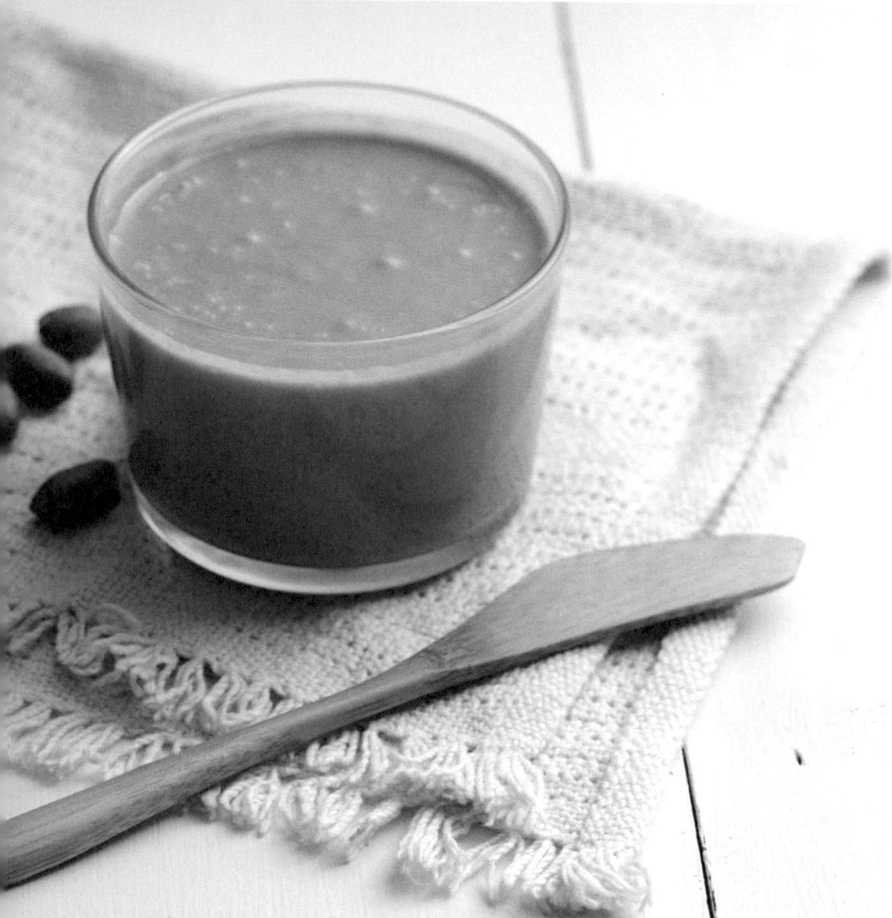

遇見原味新美食

安心花生醬

應用—抹吐司、麵包、饅頭等

材料

無油炒、無調味的炒花生4兩

調味料

黃砂糖1大匙半、橄欖油2大匙

作法

1 將炒花生剝除外皮，只取花生仁，放入強馬力果汁機中攪碎。

2 暫時關掉電源，加入糖和橄欖油，然後繼續打勻。

3 待完全融合即可取出，盛入容器中保存。

遇見原味
新美食

香濃芝麻醬

應用—涼拌菜、涼麵、調味醬等

材料

白芝麻半斤

調味料

鹽1/2茶匙、橄欖油3大匙

作法

1 白芝麻洗淨、放入炒鍋，不加油乾鍋炒乾水分，翻炒至色澤微黃時盛出、放涼，再放入強馬力果汁機中攪碎。

2 暫時關掉電源，加入鹽和橄欖油，然後繼續打勻。

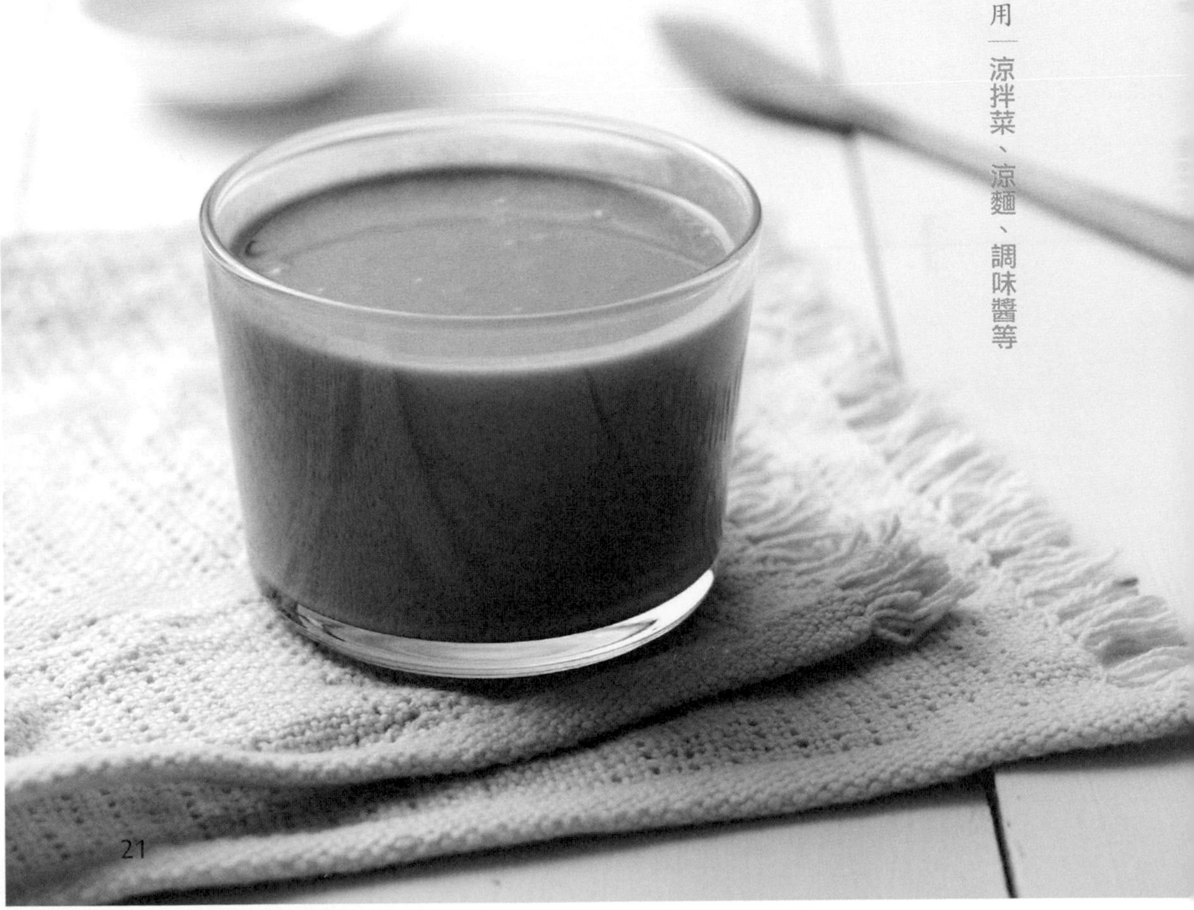

廚房裡的調味大師①

油鹽醬醋粉

近兩三年食安問題特別多，每隔一段時間就爆出又有某種食物添加會影響健康的不良添加物，其實在此之前不知已有多少被吃下肚，聽多了都不禁懷疑還有什麼東西可以吃？我個人對於這些生活必需品的對抗之道是盡量不外食，對於買回來用的調味料則是除了注意品牌和商家信譽，其次是不要固定用同一個牌子。

油

每當油品問題鬧得沸沸揚揚時，菜場豬肉攤的豬油總是賣得特別好，因為很多消費者又回歸到傳統自己煉豬油，來解決每次烹調都少不了的用油問題。

早年，一般人的家庭用油，除了豬油就是大豆油，那時的大豆提煉技術還不夠好，所以烹調時會有一股生豆的腥味，放入材料前要先將油燒熱，才能將生豆的味道去除。現在的沙拉油也是黃豆油，但已經沒有生豆味了，因此如果還燒到高溫才放入食材，其實油已經變質，沙拉油本來就可以直接與食物拌食，所以炒菜無須熱油，更不必大火，食物的營養才不會被破壞。

由於**沙拉油**的揮發性強，容易沾附在物件上，所以廚房周遭總是黏黏的，不像豬油那麼穩定；但是**豬油**的熱量又被質疑是心血管的殺手，容易造成血管阻塞，只是當各種植物油出現危機時，相權取其輕的心態下，豬油才又被消費者再度重用。其實任何油脂吃多了都不好，少用油不只是維護整潔，更是維護健康，不管豬油或沙拉油都最好輪著用。

橄欖油雖然優，但是價格貴，炒菜不香，比較適合用來拌。

苦茶油在台灣的產量不夠多，所以使用量不普及，加上名稱上有一個「苦」字，讓人以為茶油是苦的，其實它只是微帶澀味而已。反而苦茶油是早年庶民常用，而且非常天然優質的食用油，來自茶樹籽所提煉，除了可以加熱烹調食物，也可以直接與食物拌食，例如苦茶油拌麵線，就是非常傳統的風味，可惜由於產量少，所以價格比較高，加上有不肖商人會在油品中摻雜其他油，導致純正的苦茶油不多

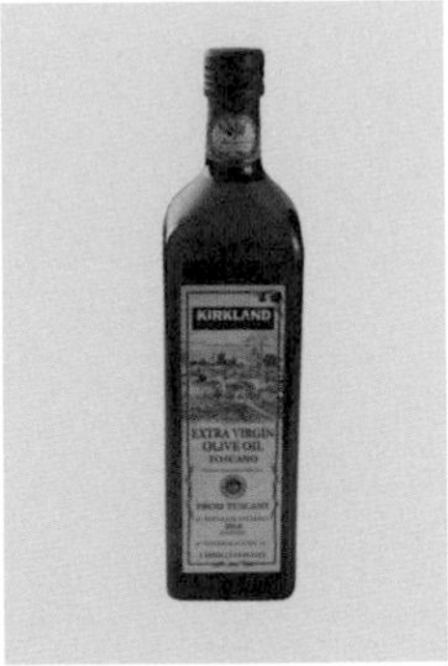

橄欖油適合拌食。

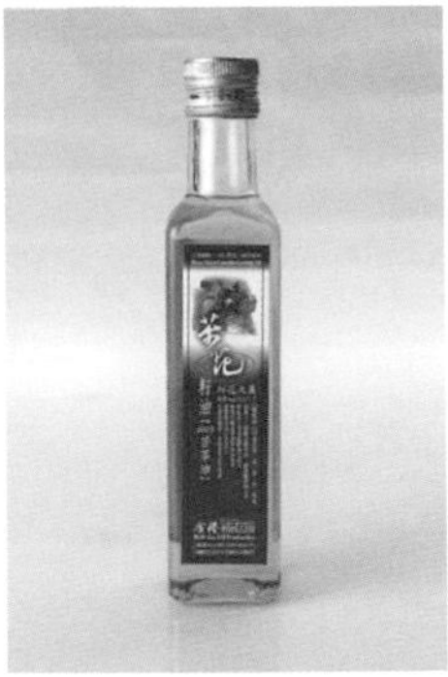

苦茶油適合高溫烹煮，但要選擇有信譽的油商購買。

見，因此選擇有品牌和信譽的油商非常重要，一些號稱私家提煉、沒有品牌的，還是別買的好。

除了豬油、沙拉油、橄欖油、苦茶油等用油，**麻油**、**白麻油**、**香油**也是廚房必備的食用油之一。

每當天氣轉涼後，許多用麻油烹調的菜餚便開始熱銷，各家廚房也經常飄出麻油的香味，像麻油雞、薑母鴨這些菜很多人習慣用黑麻油煸薑片，其實麻油過度加熱是會變質的。當薑片被麻油持續高溫的煸到焦黃時，再香吃了都不健康！我通常先用**沙拉油**煸薑，然後才加**黑麻油**炒，這樣可以減少麻油加熱的時間。

至於**白麻油**大都用來拌，所以直接加入就可以了。而**香油**是白麻油與沙拉油的混合，功能和白麻油一樣，香味卻淡些，我建議這些油都盡量買小瓶裝，用完再買，否則買了就要盡快用完，免得放久了變質，光是油耗味就不是好味道。

此外，肉類本身都帶有油脂，烹調時不妨先直接入鍋加熱，例如紅燒前先煎，利用熱鍋逼出油水，同時達到上色的功能，然後再加調味料，便可減少用油，甚至紅燒肉冷卻後，將上面凝固的油脂取出，用來做菜不但香也減少

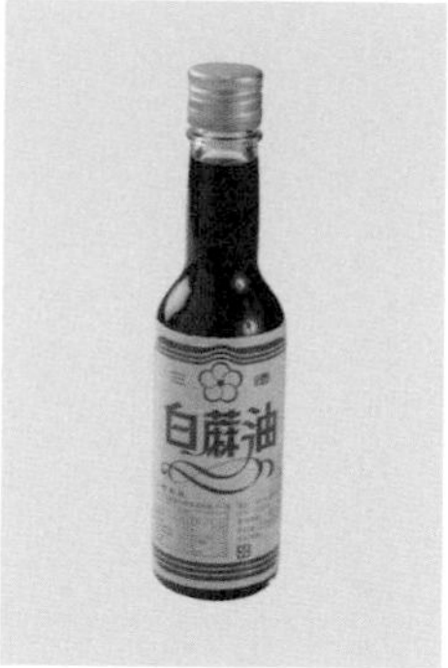

白麻油或香油盡量買小瓶裝，用完再買，以免變質。

浪費。

有些魚也可以這樣處理，例如鮭魚、鱈魚都帶有豐富的皮下脂肪，直接煎就能逼出油脂也不沾鍋，也是可以借油的食材，由於這兩種魚的體積比較大，通常都是切片出售，買回來只要洗淨、拭乾水份即可，魚皮的脂肪豐富，保留入鍋煎才能帶出油脂，吃的時候再挾除即可。

至於蔬菜多用川燙或油水炒的方式烹調，都是減少用油甚至不用油也好吃的方法。

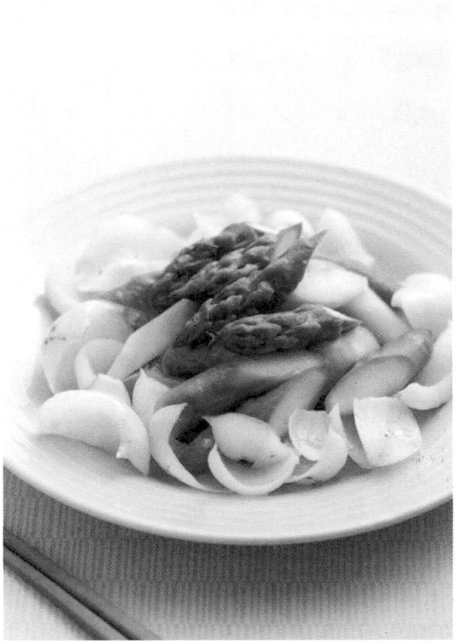

從食物中逼出油或油水炒，既健康又能吃出原味鮮甜滋味。

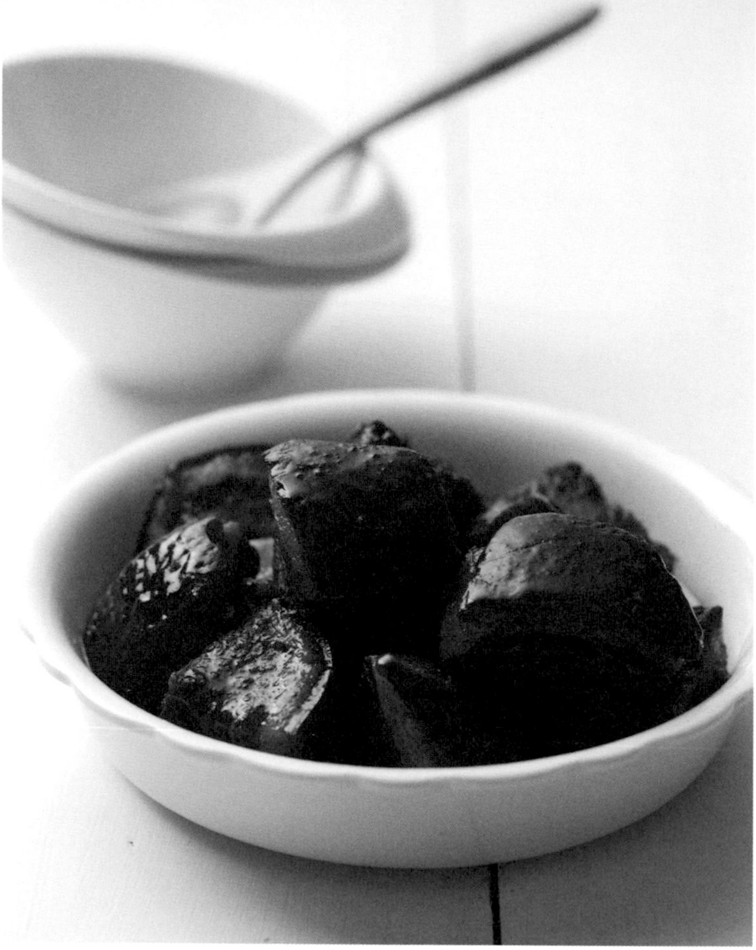

遇見原味新美食

低脂紅燒肉

材料

五花肉或梅花肉1斤、蔥2支、大蒜2粒、薑3片

調味料

酒2大匙、醬油4大匙、糖1大匙、水1杯

作法

1 肉洗淨，切兩指寬塊狀，鍋燒熱，放入肉塊、小火兩面煎黃。

2 將肉推至鍋邊，放入蔥薑蒜爆香，然後加入醬油與肉塊翻炒上色，再加入其他調味料燒開，改小火燒二十分鐘。

3 待湯汁收至稍乾時，揀除蔥薑蒜，將肉盛出。

遇見原味新美食

蒜燒鮭魚

材料
鮭魚1片（約6兩）、青蒜1支、薑2片（切絲）

調味料
酒1大匙、醬油2大匙、糖1茶匙、醋1/2大匙、清水少許

作法
1 鮭魚洗淨、拭乾水分，放入燒熱的不沾鍋內兩面煎上色。
2 薑切絲，青蒜洗淨、切斜段，放入鍋中有油的地方略炒，接著放入所有調味料燒入味。
3 約3分鐘即可盛出。

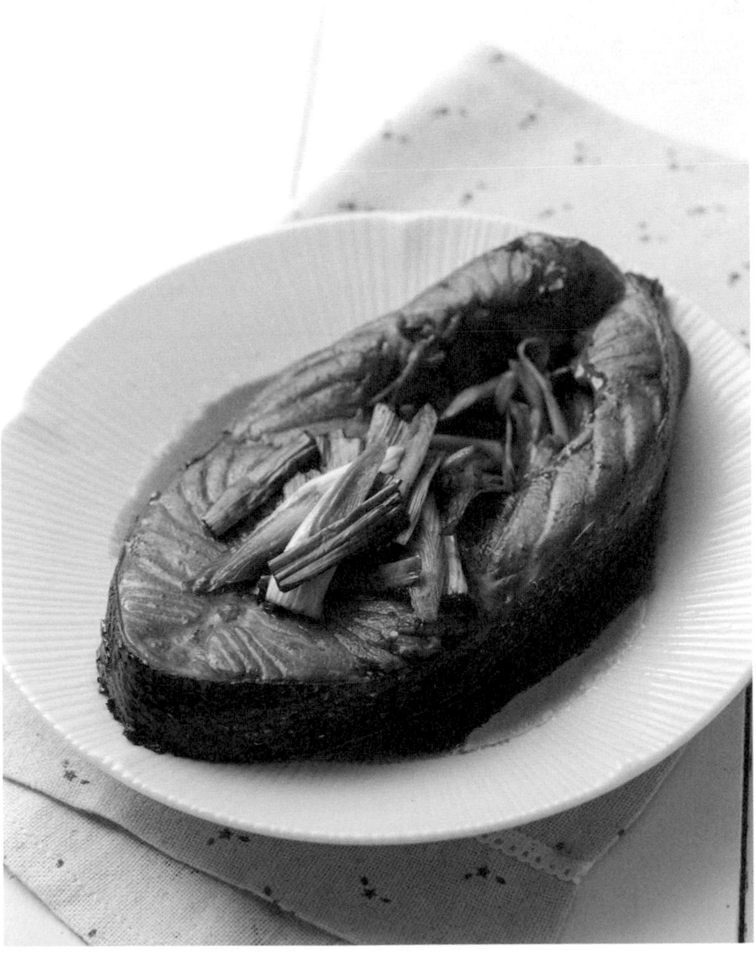

鹽

前些年生病的時候，在眾多親朋好友的建議下，我對食物的選擇變得小心翼翼，包括鹽也是。我本來用的是一般公賣局的普通鹽，後來還花大錢去買各種不同品牌的進口鹽，例如玫瑰鹽、岩鹽、高山湖鹽之類，可是我並不覺得這些鹽有帶來什麼功效。其實鹽是最沒有添加物的天然調味品，政府在製作的同時都已經把關過了，畢竟這種公賣品要供應給全國的百姓食用，不可能有什麼不好的成分，所以後來我又回到這種最天然最大眾化的鹽，不需花大錢去買那些只是包裝精緻、顆粒比較細的所謂進口鹽。

我認為鹽只有粗細之分，用量大的時候，粗鹽的用量少就可以達到效果，例如醃漬蔬菜或肉品，用粗鹽便比細鹽的效果好；或者用於洗滌時，更粗的粗鹽可以減少份量，而細鹽用於調味則溶解快，容易入味。

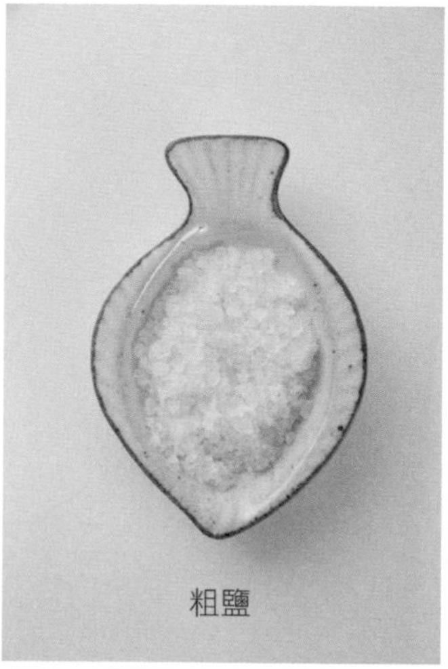

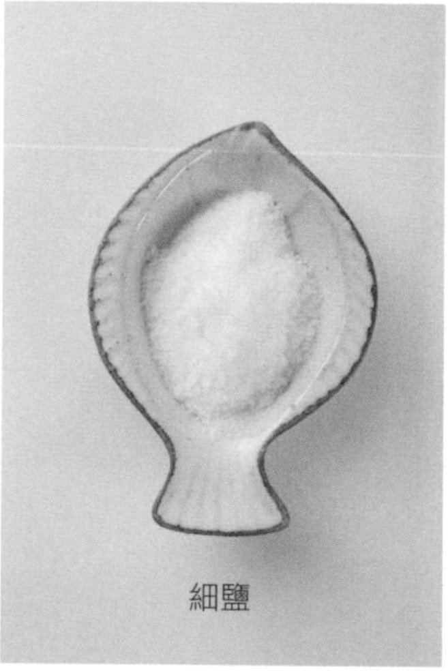

我選用最天然最大眾的粗鹽與細鹽。

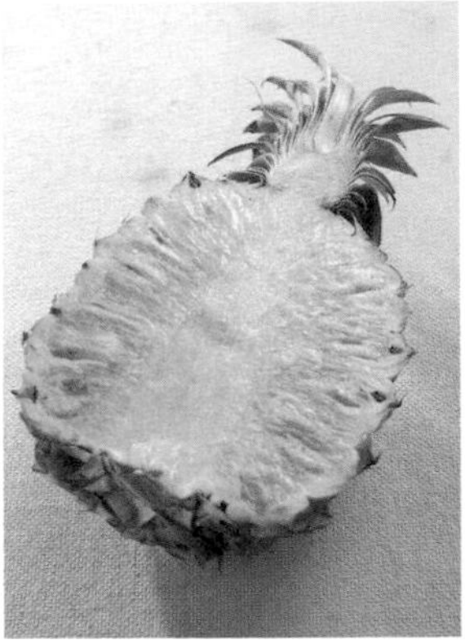

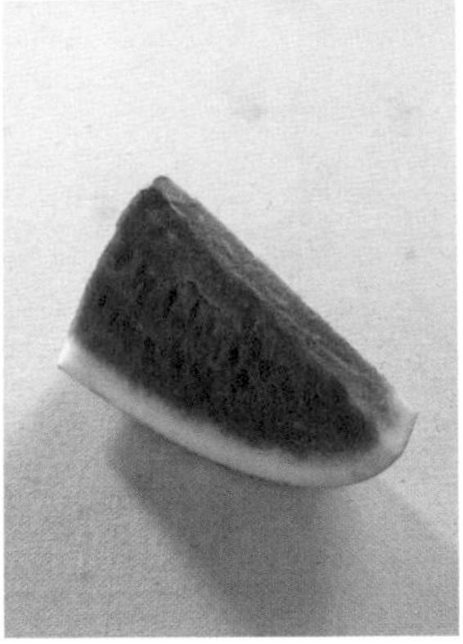

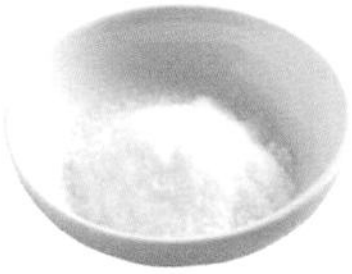

享用西瓜、鳳梨等甜度較高水果，沾點鹽吃更顯清甜。

除了加入食物中一同加熱調味之外，國人還有直接沾鹽食用的習慣，例如油炸品沾胡椒鹽的口感，除了可以保持食物的酥脆，還可達到調味的效果。有的人還吃水果沾鹽的呢，例如西瓜、鳳梨這些甜度較高的水果，沾點鹽吃可以讓口感更平順、清甜。

不管沾著吃，還是加入食物中一起烹調；也不管有多少品牌、不同價位，按個人喜歡購買即可，我認為貴的未必特別好，便宜的、大眾化的效果也一樣，喜歡就好。

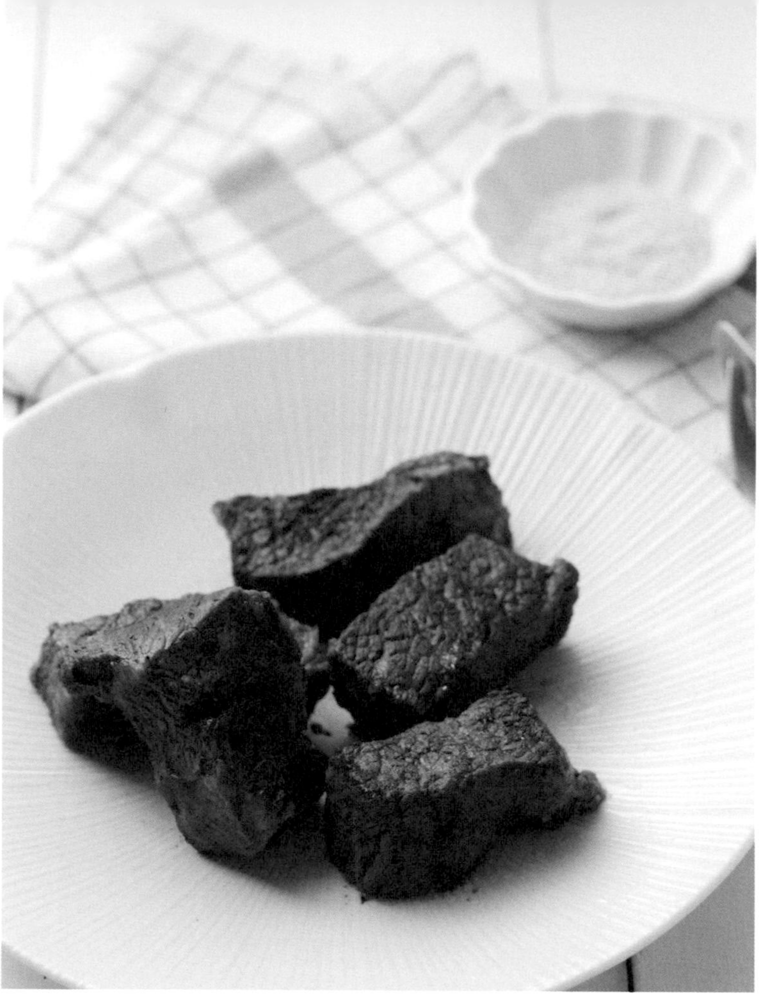

遇見原味新美食

乾煎牛小排

材料

去骨牛小排3片

調味料

1 酒2大匙
2 玫瑰鹽少許

作法

1 牛小排洗淨、擦乾水分，放入平盤中，先用酒浸泡10分鐘。
2 平底鍋燒熱，放少許橄欖油，再放入牛排兩面煎至6分熟。
3 取出煎好的牛小排，切小塊放盤內，附上玫瑰鹽沾食即可。

醬油

除了食用油以外，**醬油**也是廚房不可或缺的基本調味料，醬油的功能除了上色便是調味。購買時要注意品牌，並且選擇用玻璃瓶裝的容器。太便宜的以及用塑膠瓶容器的醬油要特別小心，餐廳的用量大，所以不會用小瓶裝的醬油，都是大塑膠桶裝的，價格還便宜許多，有可能是化學醬油的疑慮，所以外食的時候，點菜盡量選調味料用得少、顏色清淡的比較放心。開瓶後的醬油冷藏比放在室溫好，因為好醬油沒有防腐劑，冷藏可以維護品質穩定。

如果烹調的食材可以不用上色，我都盡量用鹽代替醬油調味。畢竟鹽是完全天然萃取，醬油則經過釀造，除了用鹽增加鹹度來防腐，有些便宜醬油的製造除了原料較差，還會放入添加物，例如色素、防腐劑等。

醬油膏是沾食食物最常用到的調味料，它比醬油濃，也沒醬油那麼鹹，主要是添加了澱粉的緣故。將醬油加工再製，除了添加澱粉使它黏稠，也會加入讓它口感甘甜的調味料，例如甘草粉或糖，其實醬油膏比醬油更需要冷藏，否則開罐後的醬油膏很容易因為接觸空氣而發霉、變質，所以開罐後還是放入冰箱冷藏比較安全。

坊間的醬油品牌琳瑯滿目，種類也多，包括不同的鹹度和釀製的時間，一些濃度較高、釀製時間較長的醬油，由於沉墊在底部，取出後廠商便會以**壺底油**來突顯它的濃醇度，色澤比較深、味道比較鹹、比較香，但價格也比較貴，但由於濃郁，所以用量反而可以比較少。至於**蔭油膏**則是用比較濃稠的壺底油調製而成，功能跟醬油膏一樣。

還有一種從香港引進被此間茶樓及廣東餐館大量使用，進而帶動全民接受的**蠔油**，原料是以生蠔提煉，然後發酵釀製，由於帶有生蠔的成分，所以用來調味更能增加食物的鮮味，但也由於價格較高，所以坊間一些售價便宜的菜便以醬油膏代替。

至於**素蠔油**當然不會有生蠔的成分，只是醬油加入蔬菜的甘甜調味粉，調出另一種醬油膏罷了。

至於**素蠔油**當然不會有生蠔的成分，只是醬油加入蔬菜的甘甜調味粉，調出的另一種醬油膏罷了，除了取代醬油膏的用途，最適合用來炒容易出水、或是不勾芡、又不希望湯汁過多的食材，例如各種貝殼類海鮮，用素蠔油便比用醬油的效果好。

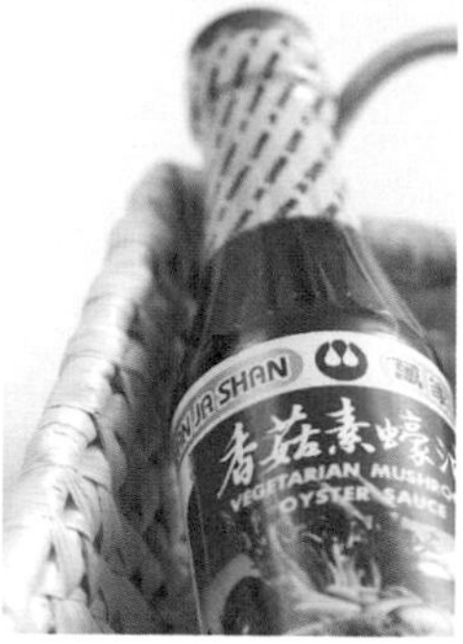

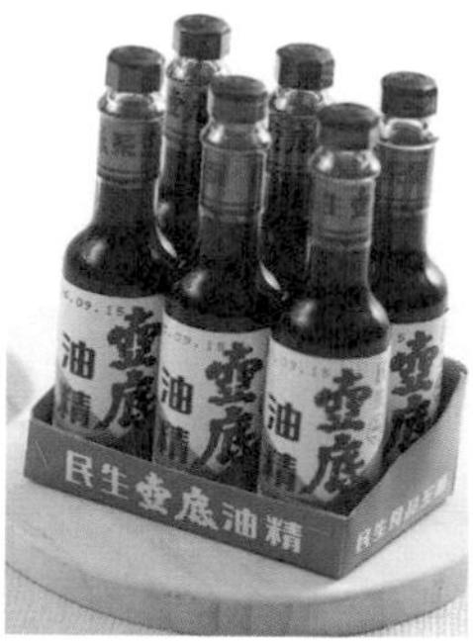

開瓶後的醬油，建議冷藏以維護品質穩定。

遇見原味
新美食

醬油雞腿

材料

雞腿2支、八角2顆

調味料

深色醬油1杯、酒1大匙、糖1大匙、清水1杯

作法

1 將所有調味料放鍋內，並放入八角燒開。

2 雞腿川燙過、沖淨，放入調味料中，以小火燒入味，中途多翻動，使均勻入味並上色。

3 約10分鐘左右，見湯汁剩1/2杯時熄火，放至稍涼取出、剁塊放盤內，淋上剩餘的湯汁即成。

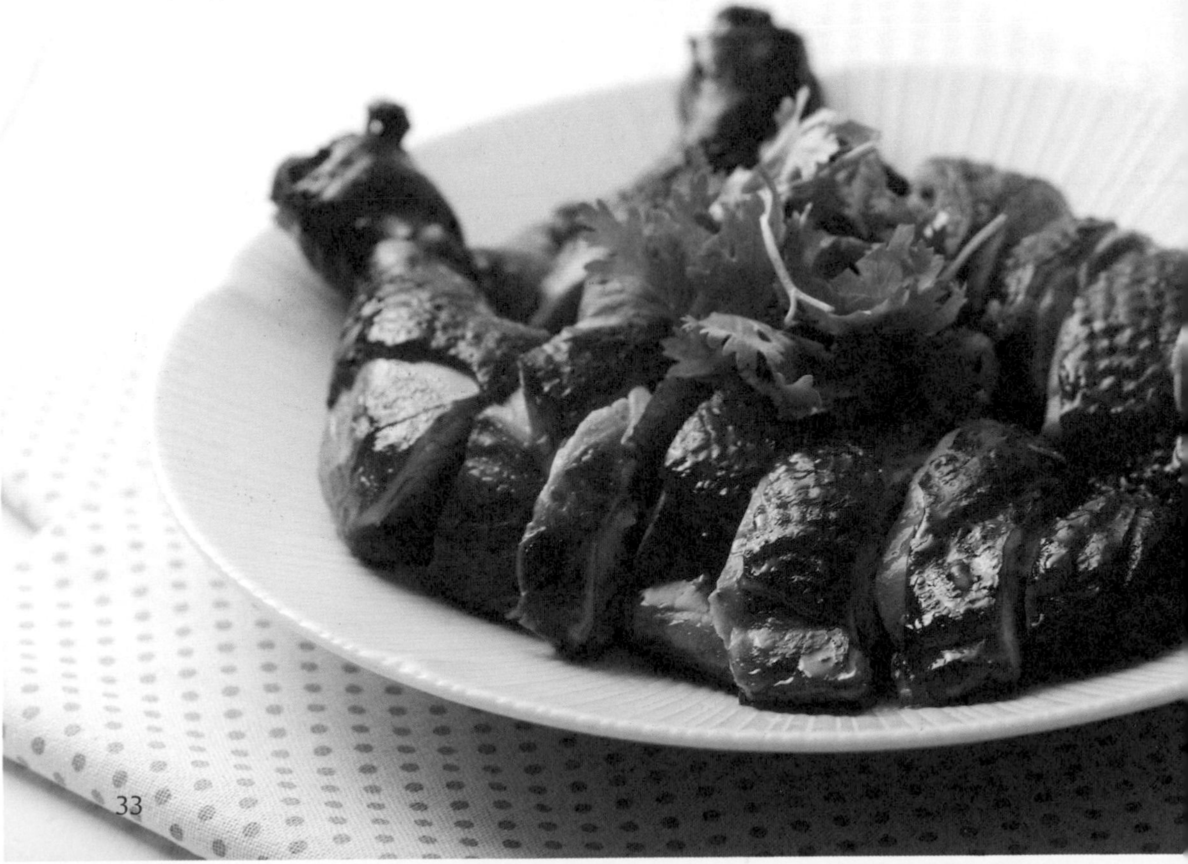

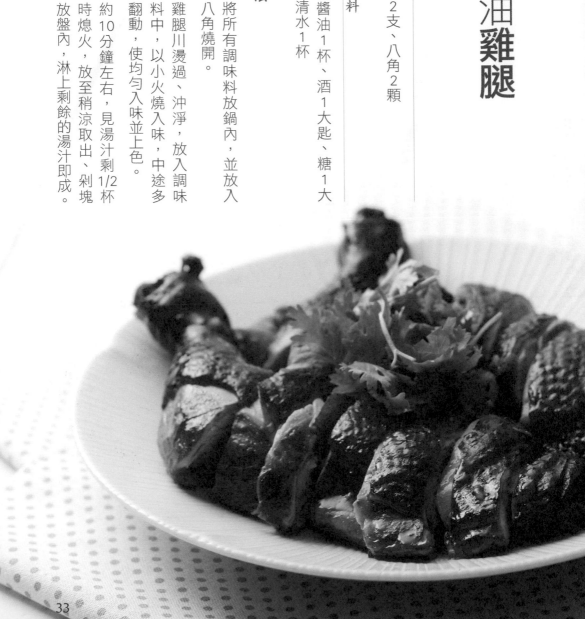

遇見原味新美食

炒海瓜子

材料

海瓜子1斤、薑4片、大蒜3粒、辣椒1支、九層塔少許

調味料

酒1大匙、素蠔油2大匙、糖1茶匙

作法

1 海瓜子吐沙乾淨後，略為沖洗、瀝乾水分。

2 鍋中燒熱兩大匙油，爆香薑片、大蒜後，放入海瓜子，並淋酒1大匙，蓋上鍋蓋略燜。

3 加入蠔油和糖調味，最後加入辣椒和九層塔，炒勻即可盛出。

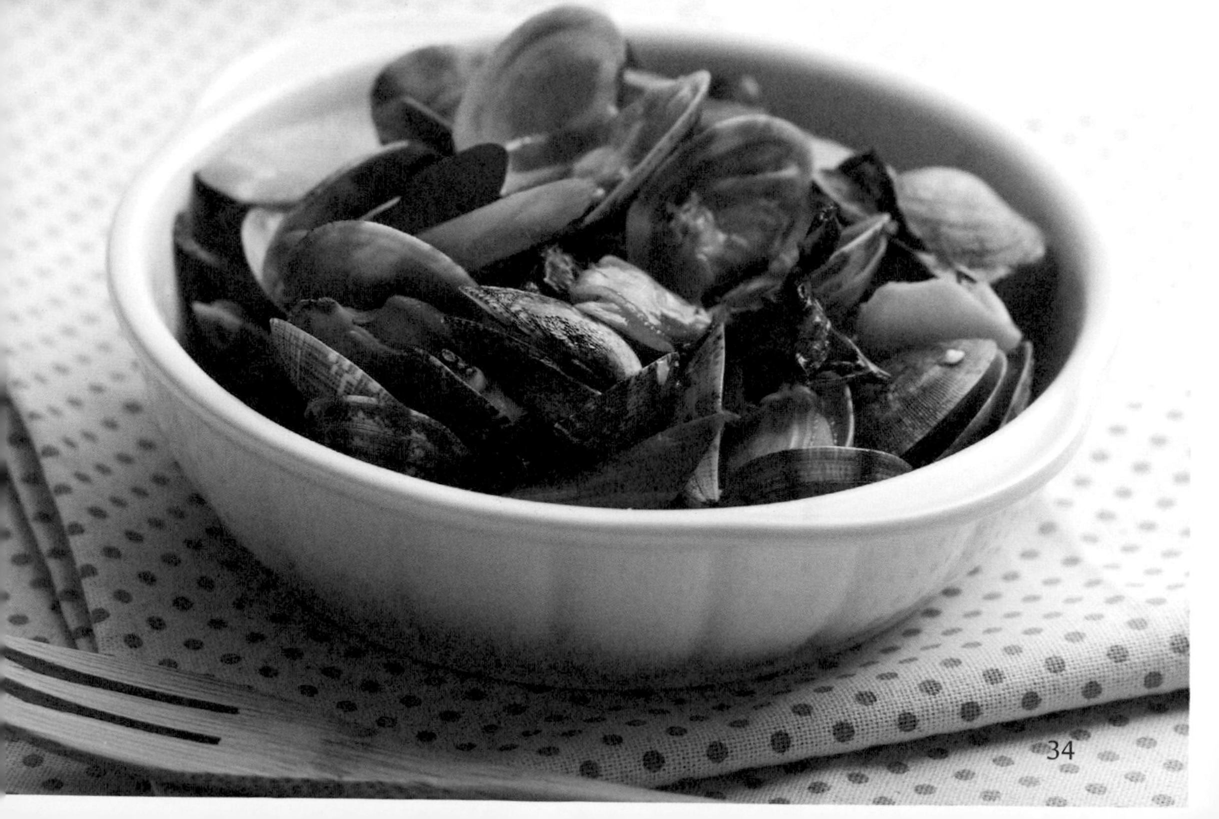

醋

傳說：酒釀壞了，超過二十一天打開，會產生濃烈的酸味，就變成醋了。這也是「醋」這個字的結構，釀醋需要多久時間我沒經驗，因為市面上各種品牌和不同風味的醋既多且好，釀醋就留給專業去研發吧。

醋不只是調味品，也是健康食品，它可以綜合人體的酸鹼度達到平衡，也是各家廚房必備的調味料之一，醋的原料是米，所以大都通稱為**米醋**，除非是化學醋，否則經過發酵，色澤會帶點微黃，陳年的色澤更深些。

此外所有帶顏色的醋都是合成醋，只是各家添加的原料不同而已，通常淺色的醋用於烹調，有顏色的**紅醋**、**烏醋**都是直接加在食物上，不再加熱的調味醋，特色是提鮮、解膩。

有的直接沾食，例如吃餃子、鍋貼、小籠包的時候，搭配些薑、醋汁可以消積化食；有些羹類加點醋，

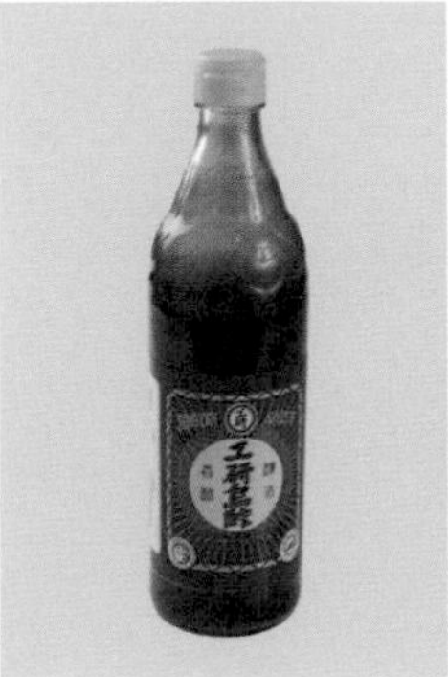

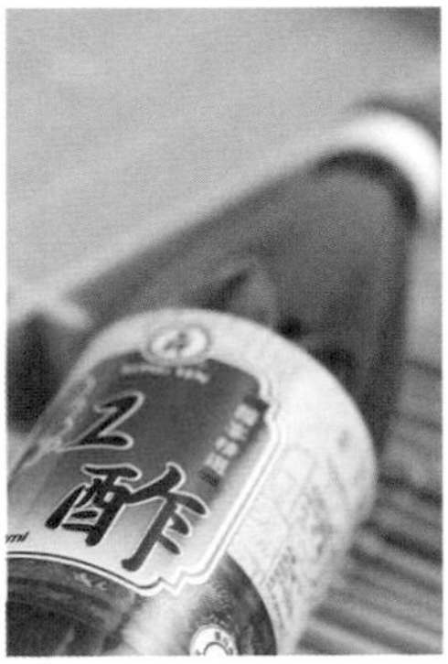

醋是調味聖品也是平衡身體酸鹼值的健康食品。

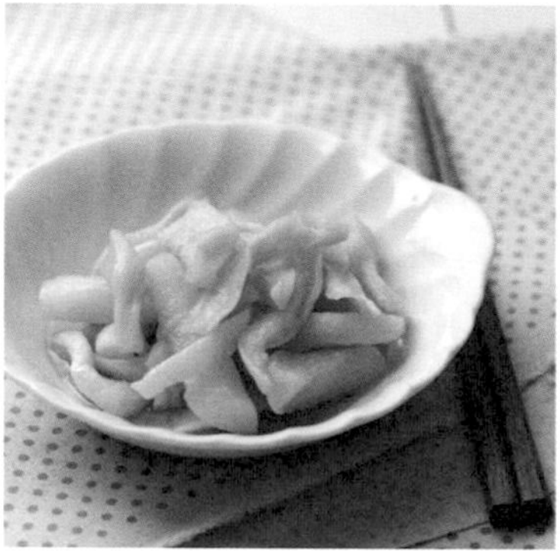

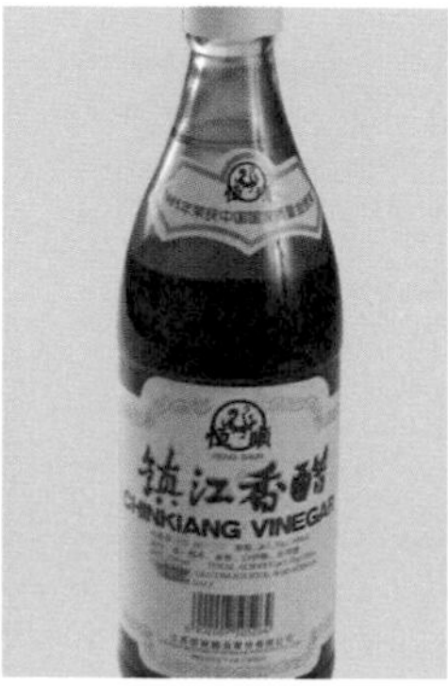

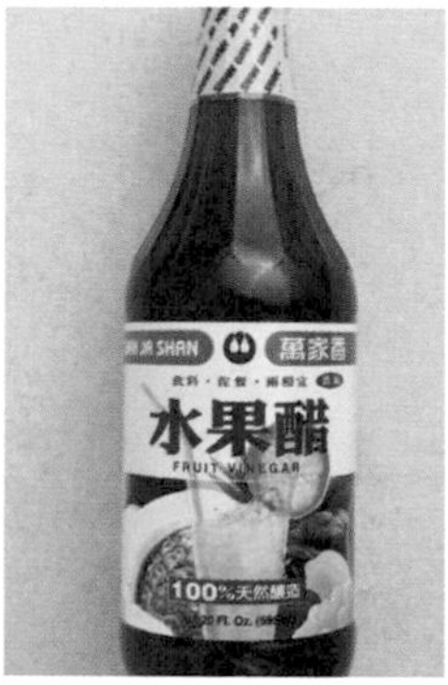

不同用醋搭對食物，成就絕佳美食。

以米醋為基底的水果醋飲各具風味。

吃起來便覺爽口，例如大滷麵、米粉羹、麵線羹，都習慣淋點烏醋，吃魚翅加紅醋，吃螃蟹沾鎮江醋，都是習慣問題，以及對這些調味醋的喜好各有不同而已。

近年盛行的各種**水果醋**，在營養學家的推動下，更成為健康飲料了，利用米醋為基底，加入不同的水果釀製後，產生的水果香氣讓單調的醋增加風味，飲用時只要加入冰水或冰塊，便是風味十足的飲品了。

水蜜桃醋飲

材料

濃縮水蜜桃醋50cc、冰塊酌量

調味料

蜂蜜1大匙、冰水200cc

作法

1 將水蜜桃醋放入玻璃杯內，加入蜂蜜和冰水調勻。

2 加入冰塊即可飲用。

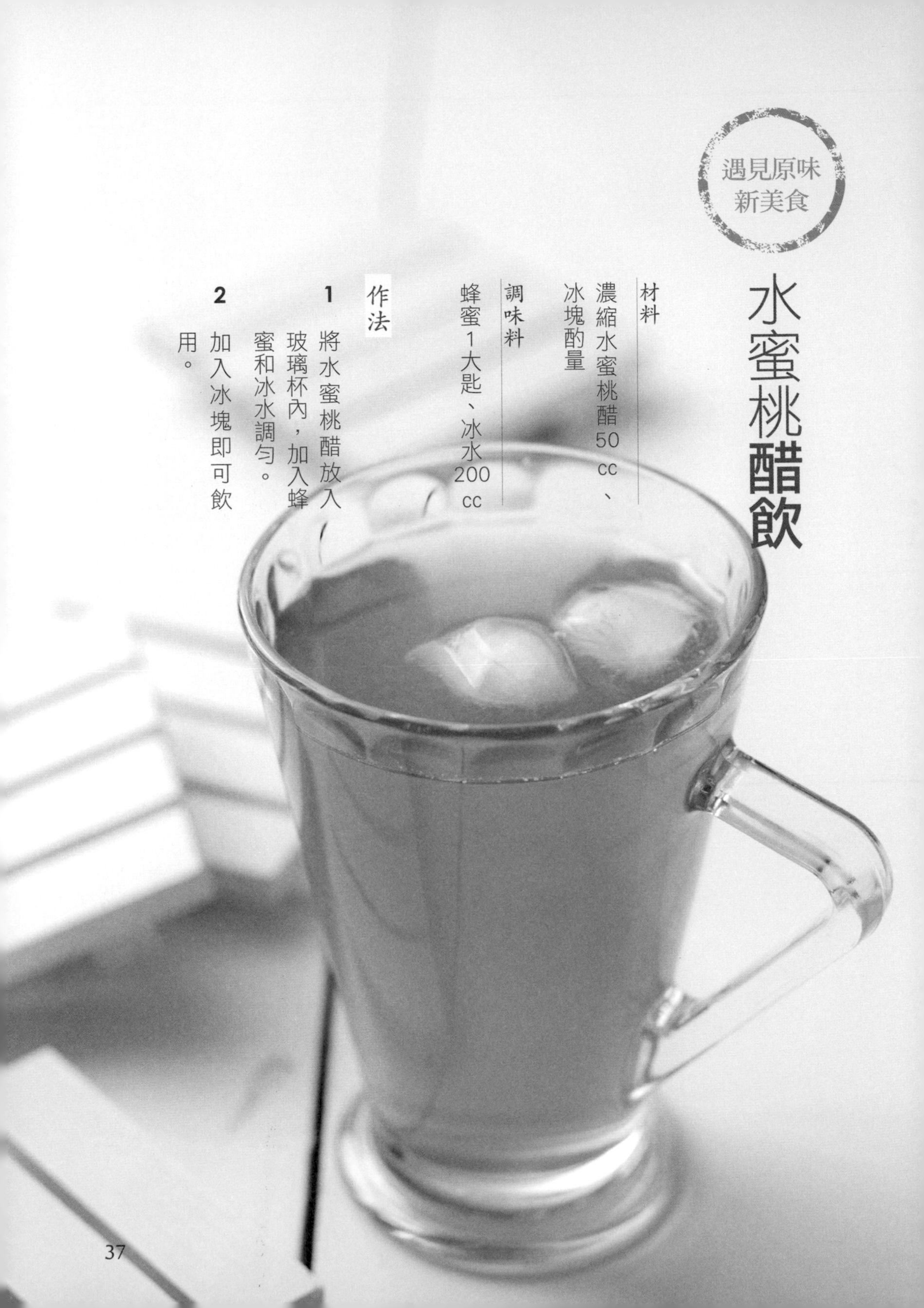

遇見原味
新美食

蘋果醋冰沙

材料

濃縮蘋果醋80 cc、冰塊1杯

調味料

蜂蜜2大匙

作法

將所有材料和調味料放入高速果汁機中攪拌至濃稠冰沙狀，即可盛出食用。

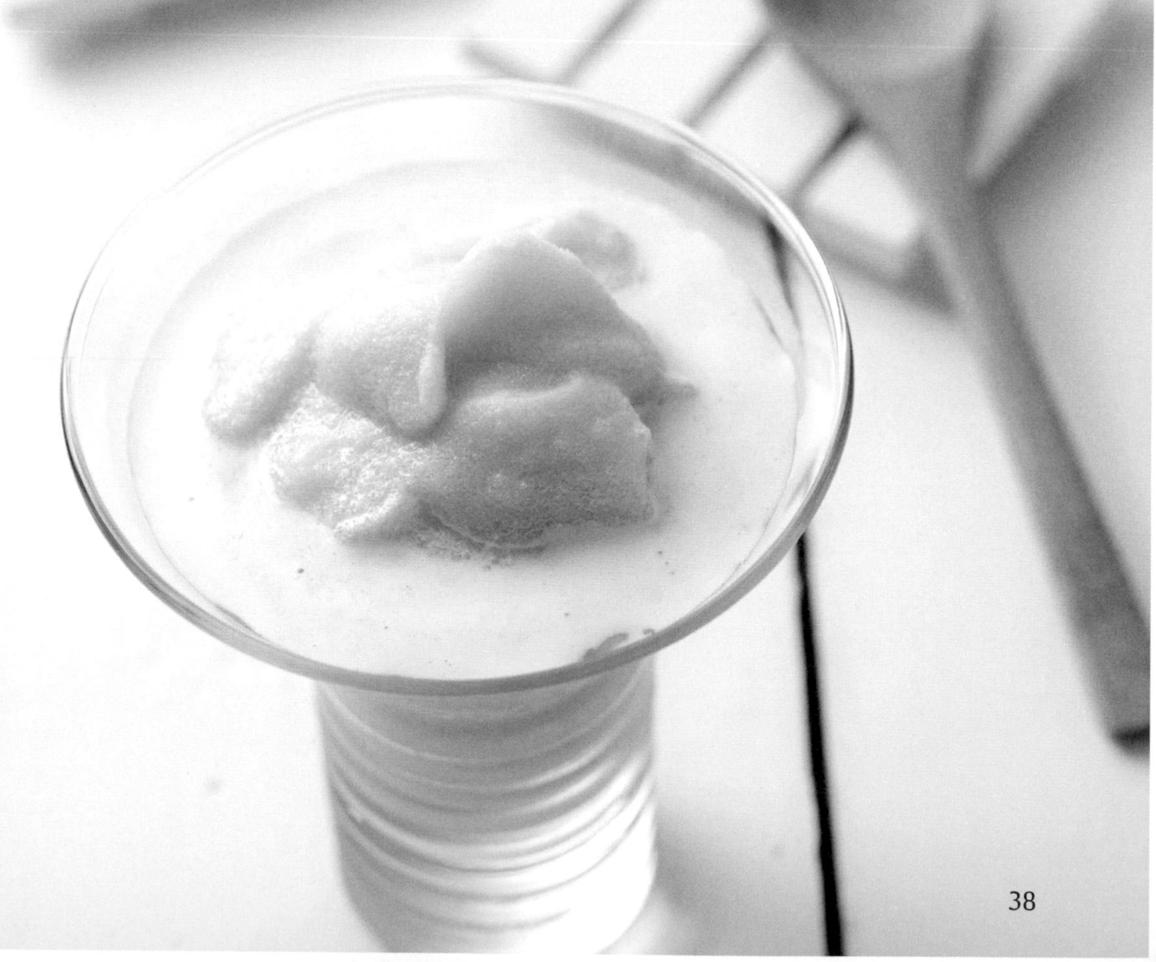

太白粉的原料是樹薯或馬鈴薯萃取的澱粉。樹薯粉比較便宜、顏色比較灰、製成品稱作**台灣太白粉**；馬鈴薯粉經過精製，顏色比較白、粘性比較強、價格稍高，就是市面所謂的**日本太白粉**。

粉

太白粉的主要功能是上漿和勾芡。**上漿**指的是在食物的外層裹上一層太白粉的成分，用以隔絕溫度直接進入食物，或是防止食物的湯汁流失，以達到食物滑嫩的效果。

但使用的太白粉又分成加水溶解後的濕粉和直接覆蓋的乾粉，例如肉絲、肉片切好後，希望炒出來的口感滑嫩，就要用濕太白粉，比例是一大匙粉加一大匙水稀釋成的濕粉，因為肉的黏性強，用濕太白粉才不會粘成一團；但如果食物本身的含水性高，或已加有其他液體，例如蛋白，就不能再用濕太白粉，而直接放入乾太白粉即可，例如豬肝片、魚片、蝦仁等，用的都是乾太白粉。

勾芡的目的是讓湯汁黏稠，例如羹類食物或是中式的濃湯，都是太白粉勾芡的效果。先將食物煮熟並調味後，淋入稀釋的太白粉水再煮滾，湯汁便會變得濃稠，如果少量的羹湯，用太白粉比較方便，如果羹湯的份量更多更大時，用番薯粉會更便宜效果也更好。

太白粉是完全不怕蟲、蟻、蟑螂的調味料，所以只要保持乾燥即可長時間保存，但也因為如此，我不太使用太白粉做菜，而是用玉米粉代替，同樣可以達到效果，但成分更天然。

玉米粉的原料是玉米粒脫除外皮後產生的澱粉。功能和太白粉一樣，除了芶芡，便是拌入肉片或肉絲中，讓口感達到滑嫩。此外也常被用來製作點心，因為經過稀釋再加熱後，產生的黏稠度在冷卻後會凝固成凍狀，只要加入等比例的果汁、糖或香料，即可製作各種甜品。

由於材料天然，可完全取代太白粉，但保存上要較小心，它不像太白粉不招蟲蟻蟑螂，一旦受潮便容易變質、長蟲，所以開封後，除了倒出一部份供日常使用外，剩下的最好封緊、放入冰箱冷藏。

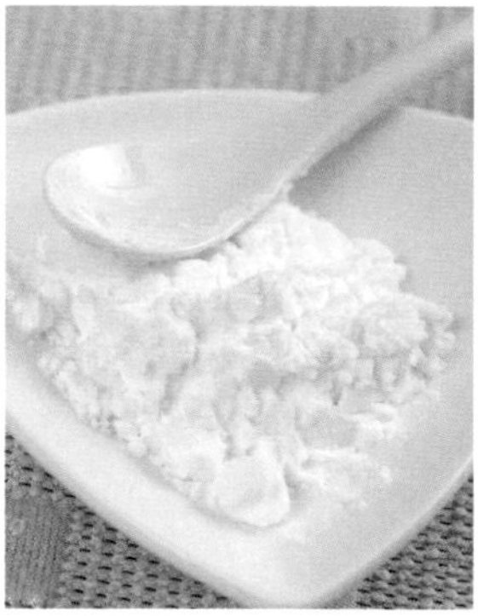
玉米粉是天然的勾芡食材。

國人用來勾芡的粉料還有**蓮藕粉**，但由於黏性強，若比例掌握不好，芶芡效果反而打折，還不如玉米粉順手，加上本土蓮藕的產量不多，價格成本高，所以並不普及，有些品牌的蓮藕粉甚至用的是進口材料，還添加其他粉末，純度難免質疑，若能買到純蓮藕粉，建議還是以沖泡飲用就好。

廚房裡的調味大師②

辛香與五香

什麼是辛香料？什麼是五香料？簡單的說，「辛香料」指的是蔥、薑、蒜、辣椒、香菜；「五香料」指的是花椒、八角、桂皮、丁香、三奈，如果把這些顆粒狀的五香料打碎、研成粉末，就是俗稱的五香粉了。

辛香料和五香料都是具有去腥、提香功能的植物性香料，也帶有濃重辛辣味和香氣。

使用辛香料，除了加熱讓它產生香氣之外，也有益健康。例如大蒜、洋蔥、紅蔥頭等含有硒及硫化物，有助防癌；薑黃粉搭配胡椒粉也都是強力的抗炎好食物。還有就是用來裝飾和點綴，例如菜餚完成後撒上點蔥花，或是放上一撮香菜等等。通常加熱的辛香料都切得比較長，例如爆香的蔥段、薑片和整顆拍碎的大蒜，如此可以方便挾除，有時則是為了配合食材的體積，才以切丁、切絲或切末入菜。

五香料大都直接加入食材中燒煮，有時只用其中一兩種，最常用的是花椒和八角，例如各種**紅燒肉**，種類越多香味越濃郁，例如**做滷味**，又為了保持食材和湯汁的清爽，使用五香料的時候都要用紗布袋包起來，滷過幾次等香氣消失後再整袋挾除換新。

上述的辛香料和五香料都是中式風味的香料，西餐用的香料則有迷迭香、月桂葉、薄荷葉、羅勒等，同樣是選取其中一兩種加入食材中增加香氣，東南亞食物的香料則有香茅、薑黃、香蘭葉等，每個地區都有他們從生活中應變出來的調味方式與用料，而為了方便又將不同的香料研磨成粉末狀，例如咖哩粉、胡椒粉、五香粉以及各種義大利香料，如此使用起來就方便多了。

但無論是新鮮的辛香料，還是乾燥的五香料，妥善的保存是維持新鮮度和香氣非常重要的工作。生鮮的辛香料未使用前保持乾燥，放冰箱冷藏時，**蔥頭**不要切除、**嫩薑**可以放冰箱、**老薑**則是放在陰涼通風的地方即可。

每年冬天是蒜頭發芽的季節，這時除了用多少買多少之外，整包的**大蒜**不要摀在塑膠袋裡，要用網袋裝，放在通風處；**辣椒**放久了容易爛，同樣用多少買多少，冷藏時用紙巾包，不要裝塑膠袋；**香菜**尤其不經放，盡快用完才能享有最新鮮的香氣。

屬於**中藥材的五香料**最好的保存法是裝袋後放入密封罐再放冰箱冷藏，否則這類香料一旦受潮容易發霉，而且不易發覺，加入食物中烹煮非常不健康。

辛香料保存

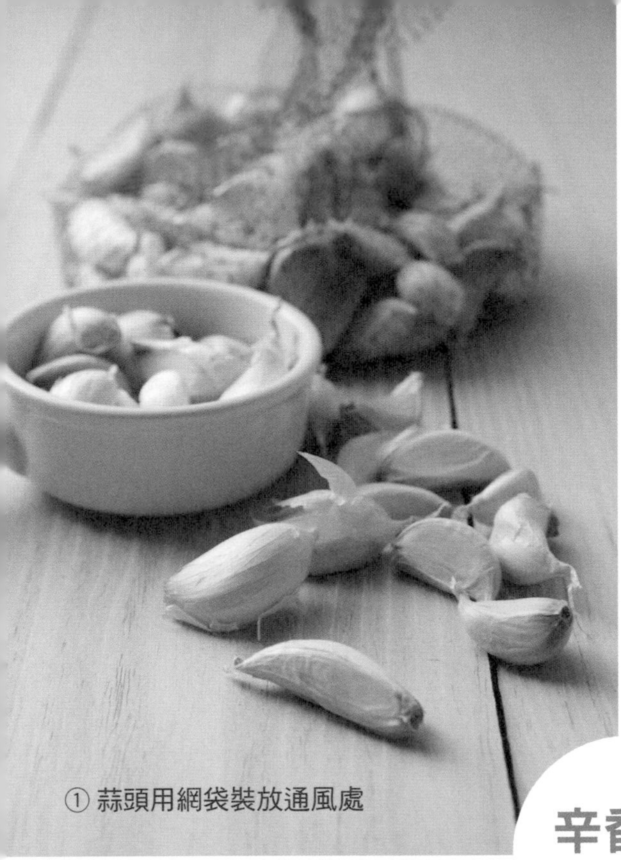

① 蒜頭用網袋裝放通風處

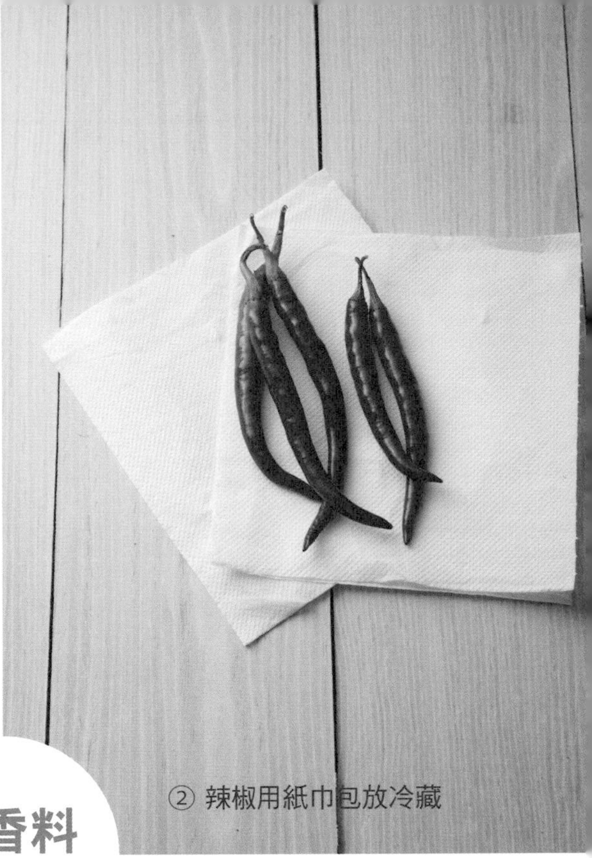

② 辣椒用紙巾包放冷藏

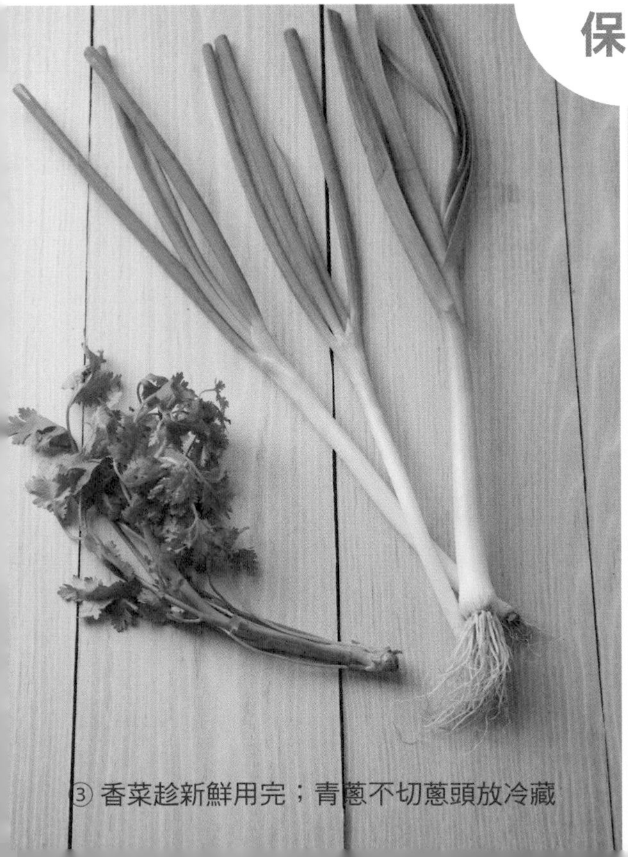

③ 香菜趁新鮮用完；青蔥不切蔥頭放冷藏

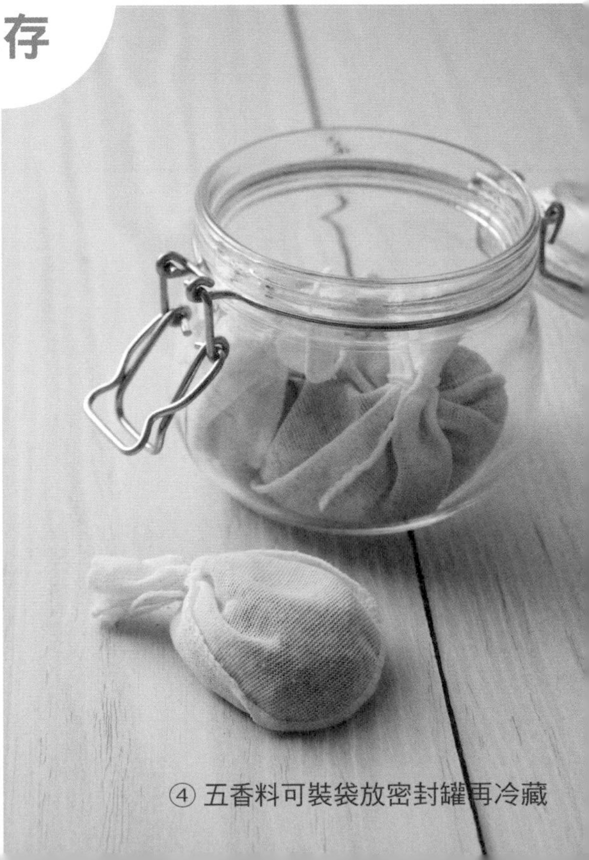

④ 五香料可裝袋放密封罐再冷藏

至於粉末狀的各種小罐裝香料，一定要注意安全期限，即使未開罐，過期了就不要再食用，平常使用**罐裝香料粉**時，盡量遠離加熱中的食物，避免吸入熱氣而使粉末變硬、變質，最好先倒入湯匙、鍋鏟、或湯杓中再與食物混合，這也是防止不小心倒太多的最好方法。

坊間可以買到已經完成調味的濃縮醬料，例如咖哩塊、黑胡椒醬之類，我個人比較不喜歡使用這類醬料，除了味道未必合口味之外，最大原因是這些醬料都含有澱粉成分，直接加入食物中，固然可以快速調味齊全，但因為有澱粉的緣故，無法入味，只是形成醬料浮在食物的外皮上，因此這些醬料做成的咖哩雞、牛排絕對不如使用調味料燒煮後再勾芡的效果。

至於單一的醬料，例如番茄醬、豆瓣醬、辣椒醬、甜麵醬，用量大的、常吃的都自己做，尤其是番茄醬，自己做的不含防腐劑，現做現吃或吃完再做一點也不麻煩。我不太吃辣，但偶爾也因應客人來訪做些辣椒醬，然後放冰箱冷藏，有需求時可慢慢食用。

至於豆瓣醬和甜麵醬，自己做比較不方便，因為需要長時間的發酵，所以我盡量少用來入菜，真有需要會注意製作日期和食用期限，未用完的則放冰箱冷藏。

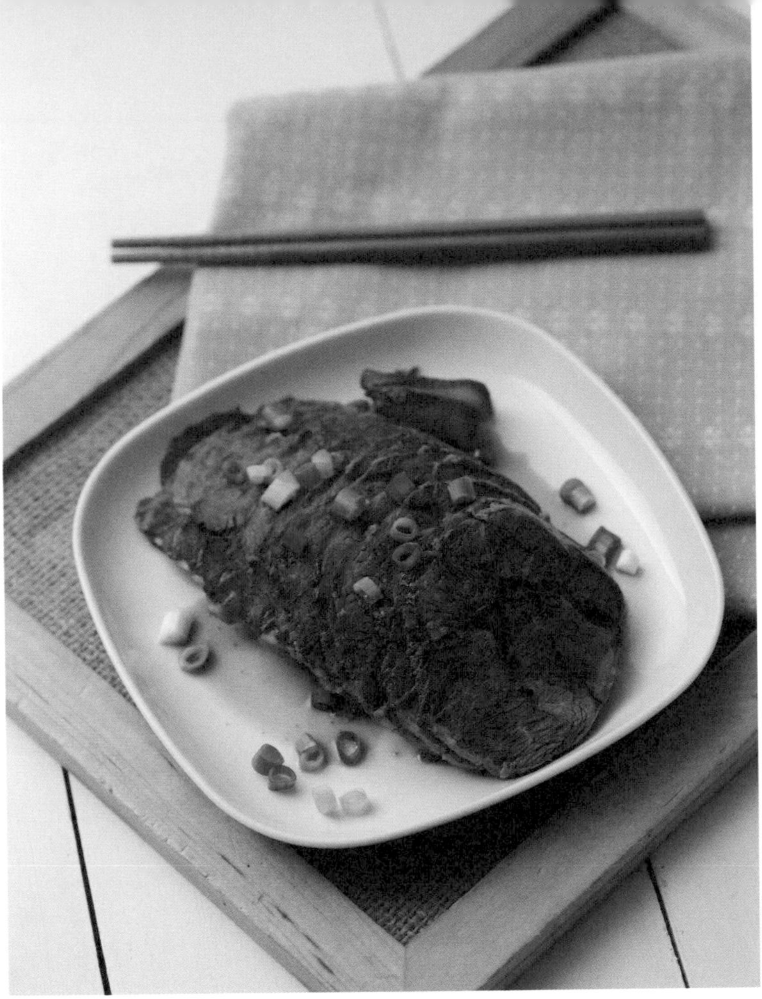

遇見原味新美食

五香滷牛腱

材料

進口牛腱2個、蔥5支、薑5片、大蒜3粒、香菜2棵

調味料

酒2大匙、醬油1杯、糖2大匙、五香滷包1袋、牛肉湯3杯

作法

1 進口牛腱先川燙去除血水，另用開水蓋過、加蔥薑酒煮熟撈出。

2 鍋燒熱，放兩大匙油爆香蔥薑蒜，然後加入所有調味料燒開，再放入牛腱滷20分鐘，熄火燜至湯涼，撈出切片、排盤，最後放上洗淨、切碎的香菜即成。

遇見原味新美食

自製辣椒醬

材料

蔥2支、薑4片、大蒜4粒、花椒粒1大匙、紅辣椒8支、辣椒粉1/2杯

調味料

沙拉油2杯

作法

1 辣椒連籽切小圈圈和辣椒粉一起，先放在容器內。

2 沙拉油放鍋中燒熱，放入蔥、薑、蒜爆至金黃時熄火，加入花椒粒爆香，然後將所有材料撈除。

3 將油沖入辣椒粉中，略為拌勻，放置稍涼再盛入容器內保存。

遇見原味新美食

自製番茄醬

材料

小番茄或牛番茄3斤、洋蔥1/2個、大蒜6粒、芹菜1根

調味料

檸檬汁3大匙、鹽1茶匙、糖5大匙

作法

1 番茄去除蒂頭、洗淨，在外皮畫十字刀口後，放入熱水中川燙，待皮裂開時撈出，剝除外皮。

2 將去皮番茄切開，挖除瓤仔後切丁，放入果汁機中，洋蔥切丁，芹菜洗淨、切小段，連同去皮的大蒜及所有調味料放入，一同打碎、倒入鍋內。

3 以中火翻炒至水份收乾，醬料黏稠後盛出，冷卻後盛入容器中，冷藏保存。

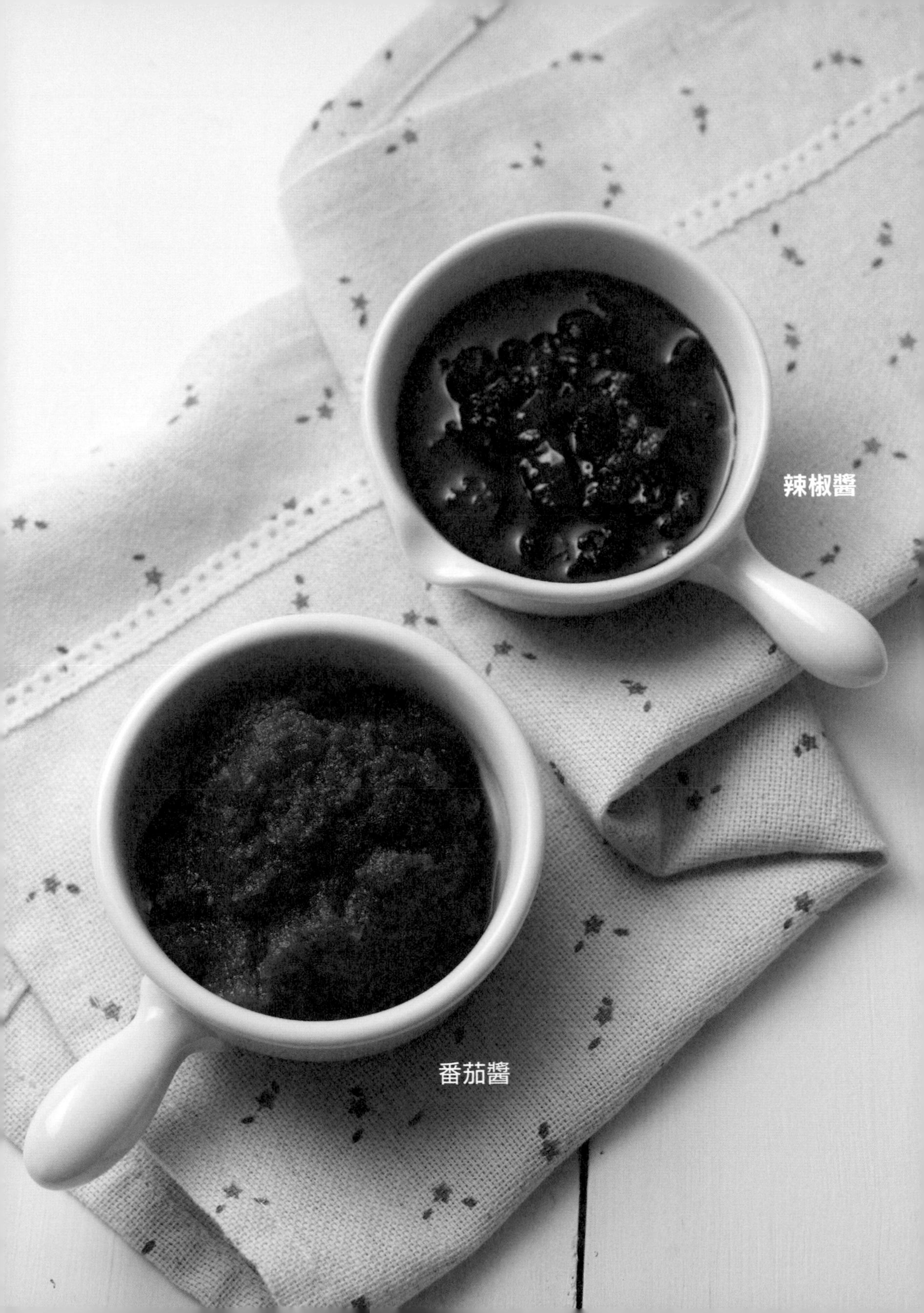
辣椒醬
番茄醬

遇見原味新美食

香根牛肉絲

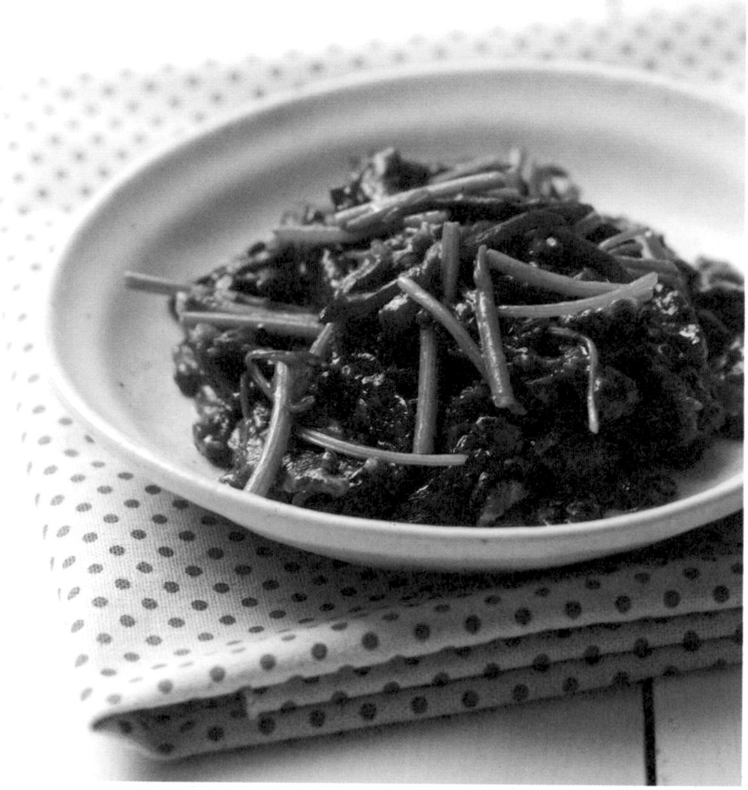

材料

嫩牛肉5兩、香菜2兩、辣椒2支

調味料

1 酒1大匙、醬油1/2大匙、玉米粉1茶匙

2 醬油、胡椒粉、輕水各少許

作法

1 牛肉切絲，拌入調味料❶略醃，香菜摘除葉片留作他用，將香菜梗洗淨、切小段，辣椒片開、去籽、切絲。

2 鍋燒熱，放兩大匙油，油熱下牛肉絲炒散，接著放入香菜根和辣椒絲同炒，並加入調味料❷，炒勻即可盛出。

遇見原味新美食

蔥爆里肌

材料

里肌肉5兩、蔥2兩、嫩薑4片。

調味料

酒1大匙、醬油2大匙、糖少許

作法

1 里肌肉切薄片，拌入少許酒和醬油略醃，蔥洗淨、切小段、嫩薑切絲。

2 鍋燒熱，放入3大匙油，油熱再放入肉片和薑絲大火爆炒，接著放入蔥段和所有調味料，炒勻即可盛出。

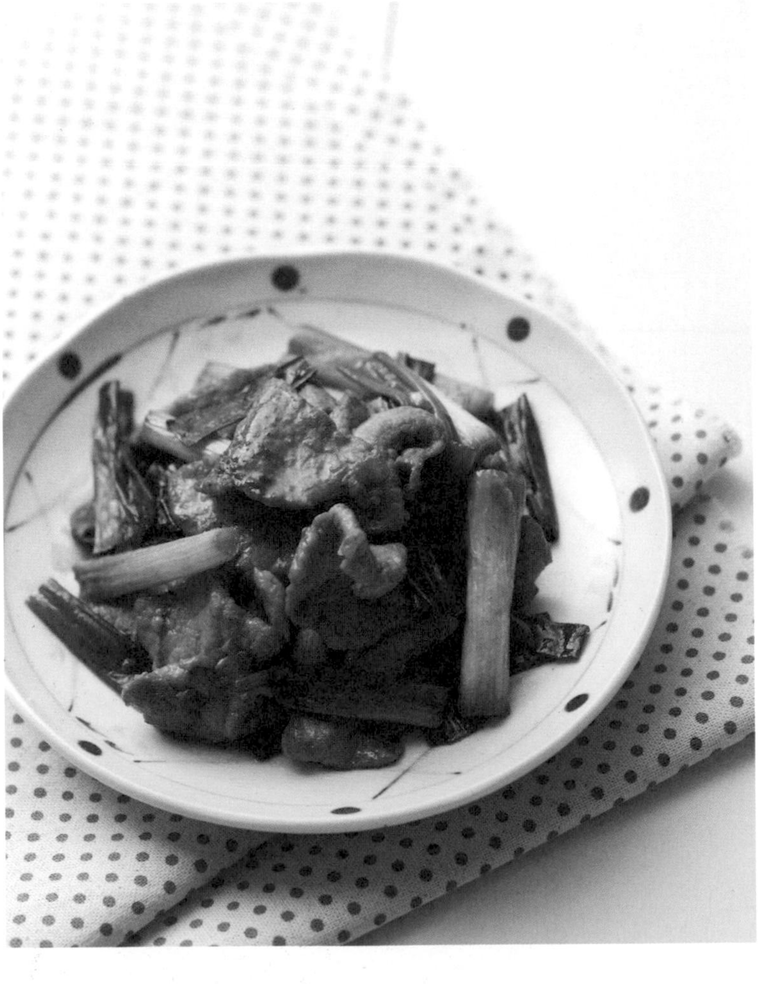

遇見原味
新美食

薑黃飯

材料
冷飯2碗、洋蔥1/2粒、絞肉2兩

調味料
酒1大匙、醬油1大匙、薑黃粉2大匙、鹽少許、糖1/2茶匙

作法
1 洋蔥切碎丁，用2大匙油炒香，放入絞肉同炒至肉色變白時，加入所有調味料同炒。
2 倒入米飯炒勻，盛出即可食用。

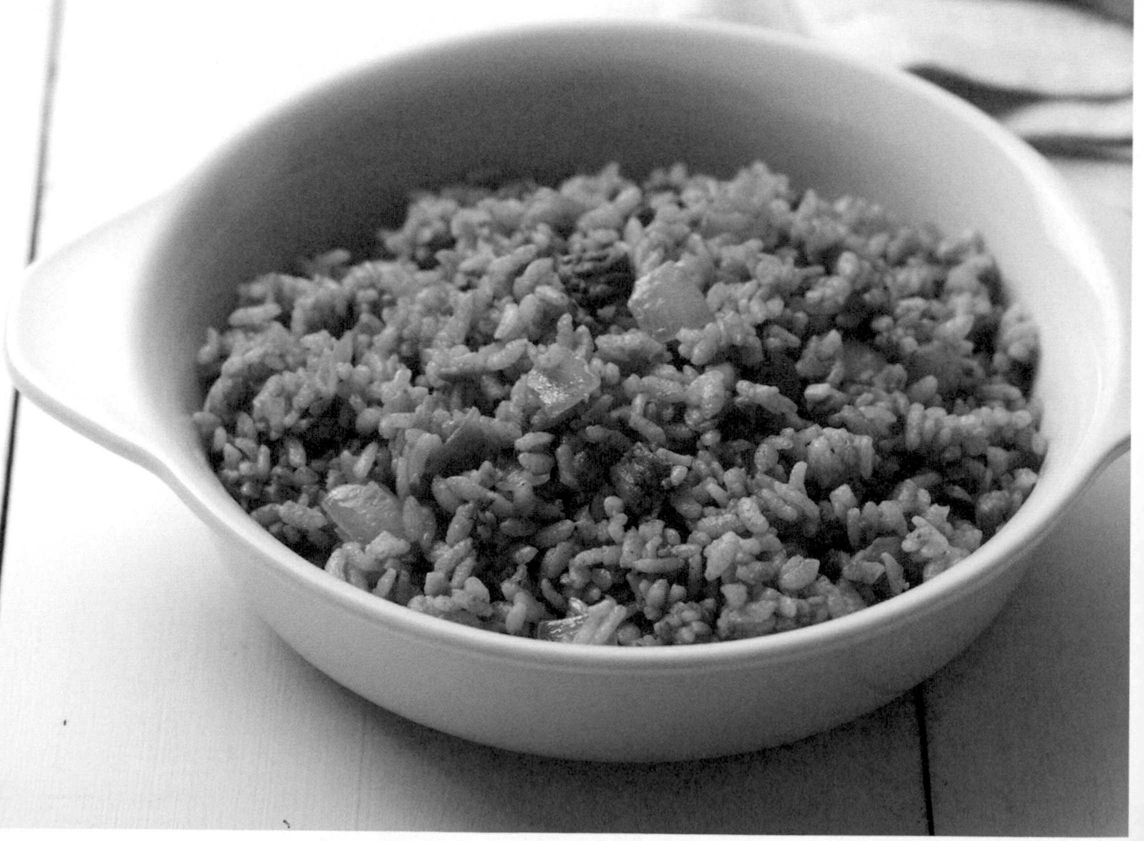

Part 2

遇見肉類新美食

低脂無負擔

遇見肉類新美食之①
豬的黑白之爭

住家附近的菜場裡，有一家肉攤的生意非常好，每天早上都有人排隊等著買肉，因為店家標榜他們賣的是吃餿水養大的黑毛豬，不只是當天屠宰，而且肉色紅潤油亮，的確是品質不錯的肉品，難怪生意不惡，比起別的肉攤，他們家的肉永遠都是最早賣完的。

在消費者心目中，黑毛豬永遠是購買豬肉的首選，辨識方法就是翻開豬皮，看看上面豬毛的顏色，因此賣黑毛豬的店家通常都不會把毛拔得太乾淨，為的是證明黑毛豬，方便消費者查證，但也有些賣白毛豬的商家，用噴槍將豬皮上的毛燒焦，製造出毛色焦黑的假象混淆，其實只要細看並不難分辨。

黑毛豬和白毛豬其實只是品種的區別，由於需要較寬敞的空間養殖，又需要方便蒐集廚餘飼料，所以養殖戶都在比較偏遠的地區，除了市區之外，每個城市之外的鄰近鄉鎮都有養豬場，只是規模不同而已，一旦賣出名號，博得消費者的青睞，便會標榜出產地，例如來自三峽或旗山、美濃等。

◦選購&烹調訣竅

其實除了這些地區，別處也有黑毛豬，只要選定肉質，跟產地並無直接關係，而黑毛豬或白毛豬也只是品種不同，跟養殖吃什麼飼料的差別也不大，吃餿水的肉色比較油亮，吃飼料的光澤差些，黑毛白毛都一樣，否則一個菜場的豬肉攤那麼多家，同樣賣黑毛豬也有肉色暗沉的，賣白毛豬也有肉色油亮的，消費者其實不必堅持只有黑毛豬才好的偏見，只要注意肉的色澤、彈性即可，再說不同的烹調法應該選不同的豬肉和部位，才能發揮最大的效果，品嘗到最好的風味。

黑毛豬的肉質比較鬆軟、比較肥，白毛豬的肉質比較緊實、比較瘦；黑毛豬的豬皮比較厚，白毛豬的豬皮比較薄，這是最基本的區別。喜歡肉肥一點還是瘦一點，其實可以先設定，再去選擇部位。

例如**紅燒**，我喜歡豬皮釋出的膠質，滋潤肉塊的亮度與口感，所以我會挑選**黑毛豬**，而且只選前腳蹄膀與下腹相連那一塊俗稱「不見天」的區塊，這塊肉經過燒煮，瘦肉不柴，肥肉不膩，筋皮Q軟，十分潤滑，較之其它部位更富彈性。

此外五花肉或蹄膀，也都是適合紅燒的部位。但如果

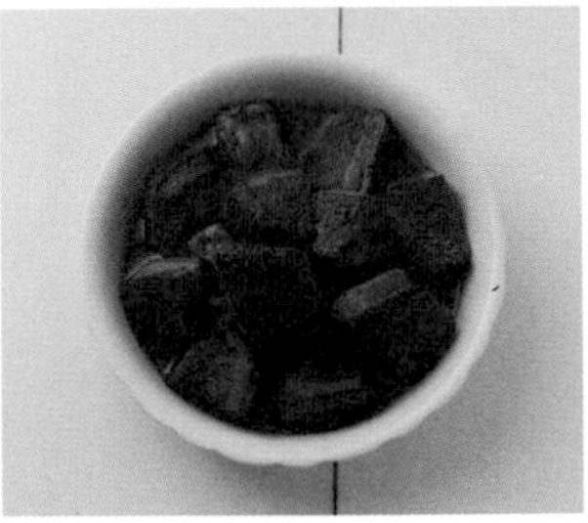

紅燒肉

用的是肥肉明顯的五花肉，還有體型較大的東坡肉或大塊肉紅燒，**白毛豬**的肉層比較緊實，肉質比較瘦，反而比黑毛豬討好。

肉絲、肉片用的都是瘦肉，**黑毛或白毛豬**都無所謂，反正用的一定是瘦肉，大、小里肌都是無筋、無油、又整齊的部位，只有**涮肉片**才需要考慮**梅花肉或五花肉**，那就看各人喜歡筋多還是油多了。

自從有名廚在電視上形容豬頰肉脆嫩的口感有如松阪肉後，這兩片肉頓時成為主婦們的搶手貨！口感上它的確脆嫩可口，久煮不乾不柴，卻也不免誇大！首先它的部位在頸部下巴的兩側，此處佈滿了淋巴結，養殖者如果施打抗生素都從此處下手，因此非常容易殘存藥劑，只要起得夠早到市場肉攤去觀看肉販處理過程的話，便不難看見他們剔除淋巴、片掉黃色殘存藥劑的動作，這也是熟識的肉販告訴我的，所以我很少買這塊肉；甚至口感比較脆的絞肉用的如果是豬頸肉，也都有淋巴結的疑慮，有些包子店的肉餡之所以脆口，那是用脖子肉的緣故，所以只圖味覺的討好而忽略危險性太盲從了，大可不必人云亦云。

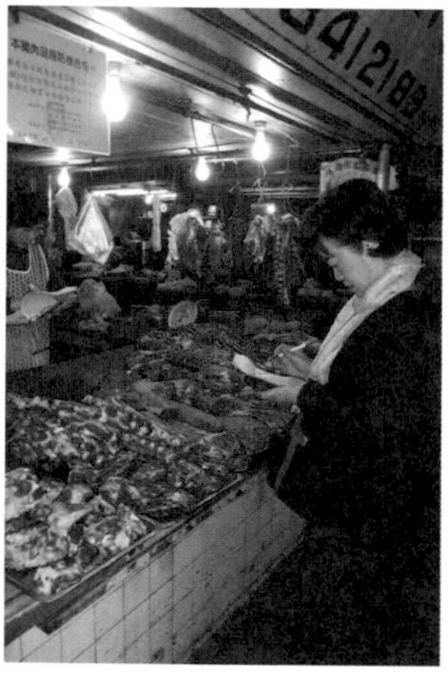

買肉，我還是習慣到傳統市場選購可以觸碰的溫體豬。由於台灣的冷凍屠宰作業還不普及，

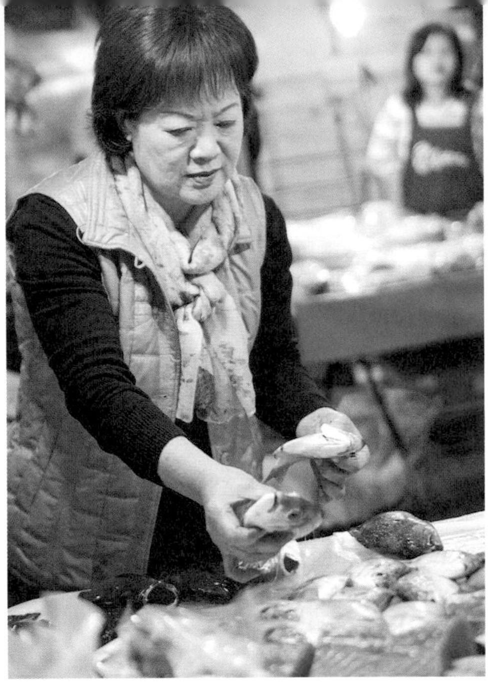

所以溫體豬大都是當天屠宰，新鮮度讓人比較放心，傳統市場的肉攤讓顧客可以在看得清楚摸得到的空間下，選擇想要的部位和份量，對多數消費者而言是習慣也是信任，但是這些肉品如果早市沒有賣完，而移往黃昏市場時，品質就讓人擔心了，因為經過長時間的曝放，如果沒有冷藏或空調設備的話，是很容易變質的，這也是為什麼黃昏市場的肉品比較便宜的原因。

到超市買菜最大的優勢是寬敞、整齊、乾淨、明亮，而且各種食材都經過清洗、切割和包裝，買回家可以省略很多手續，但也因為如此，各種肉品、海鮮的保存期限較短，必須盡快食用，否則經過處理的食材很容易變質，何況在燈光效果下，不容易辨識食材是否新鮮，而在密封包裝下也只能買回家再檢視，都不是我喜歡的選購方式。

雖然大賣場的特色是價格便宜，但都是大份量的包裝，家用品可以因此得到價格上的優惠，但食物類尤其是肉品，如果家中成員不多，或不常開伙的話，大份量即使覺得便宜，但也可能因為吃不完必須長時間冰凍而變質，或是因為保存不當，丟掉比吃掉的多，也是浪費吧？

切塊改切片、白灼或川燙

自從飲食習慣轉向清淡之後，儘管紅燒肉的口感永遠是豬肉的經典款，我也開始忌口了，不是完全不吃，而是少吃！肉要吃得清淡，一定要先改變體積，從切塊改成切片，雖然切絲或切丁的體積更小，但是烹調時需要用油去炒，若是絞肉則需要較大的量拌成團或壓成餅去蒸，如此熱量不會減少，攝取的份量反而更多，但是切片只需用白灼或川燙的方式處理，然後簡單調味或增加蔬菜配料，即可達到口感清爽的效果，例如白灼肉片便是一例，只要不是油炸或是濃油赤醬的紅燒，肉類也可以吃得美味無負擔。

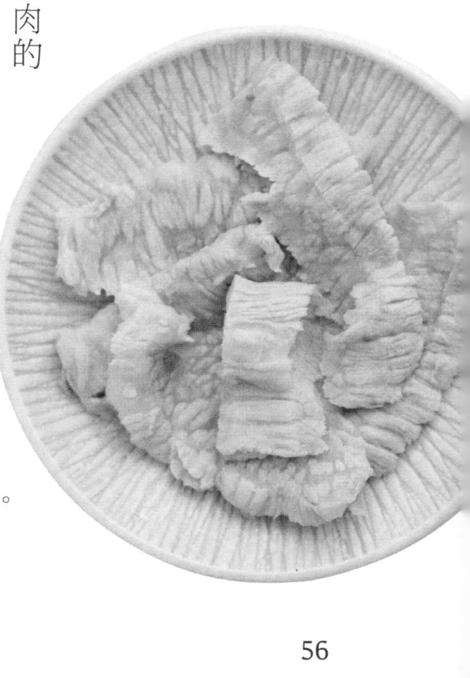

白灼肉片美味無負擔。

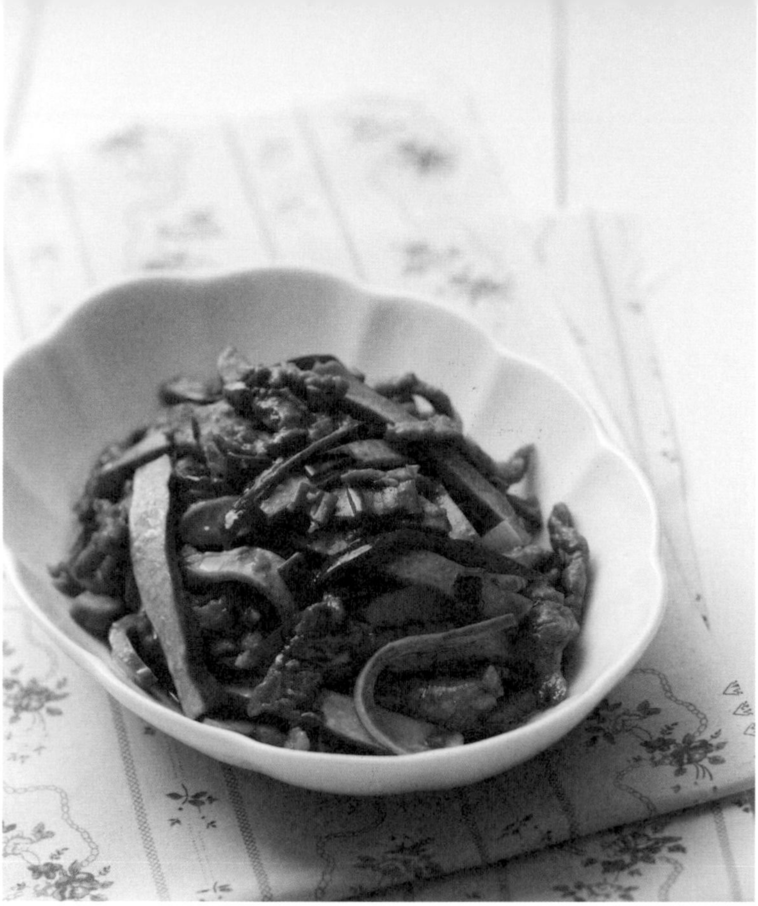

遇見原味新美食

香干肉絲

材料

雪花肉6兩、五香豆乾4片、蒜末1大匙、芹菜2棵、香菜2棵

調味料

酒1大匙、醬油2大匙、鹽少許、糖1茶匙

作法

1 雪花肉切絲，豆干切絲，芹菜、香菜洗淨切小段。

2 鍋燒熱，放1大匙油炒散肉絲，變白時加入蒜末、豆干炒香，再放入芹菜段同炒。

3 加入所有調味料炒勻，最後加入香菜，略微拌炒即可盛出。

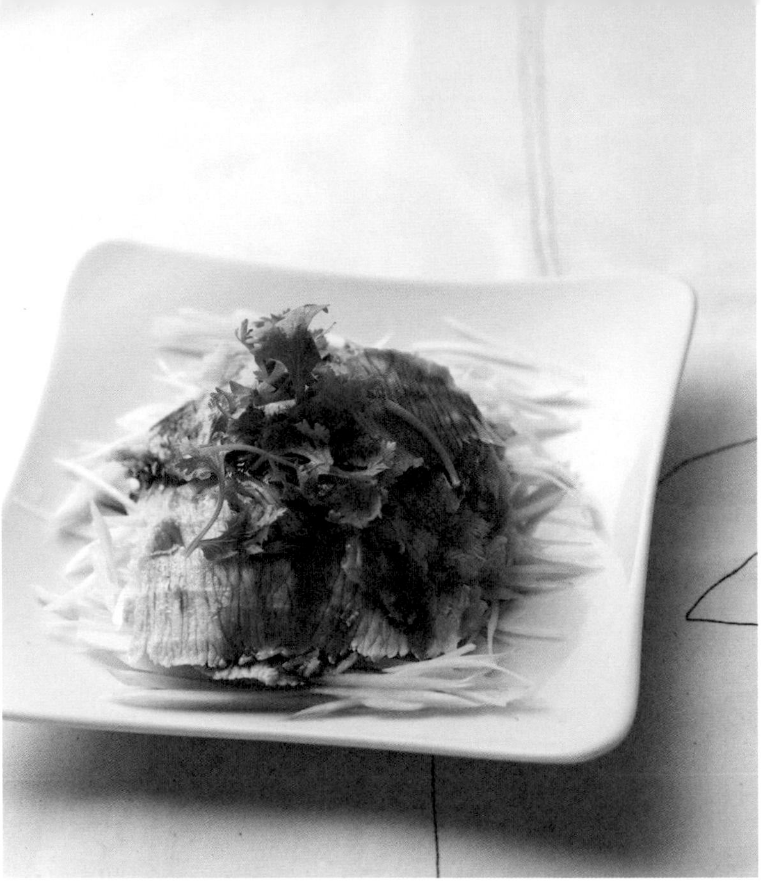

遇見原味新美食

子薑白肉片

材料

雪花肉1片（約半斤）、嫩薑1支、香菜少許

調味料

1 酒1大匙、蔥1支、老薑2片
2 蠔油2大匙、醬油1大匙、糖1茶匙、麻油1大匙

作法

1 水半鍋燒開，放入調味料❶再放入雪花肉整片煮熟。
2 嫩薑切絲後泡冷水，香菜洗淨切小段。
3 將肉片撈出、切薄片放入盤中，鋪上薑絲。
4 調味料❷調勻，淋在肉片上，最後放上香菜即成。

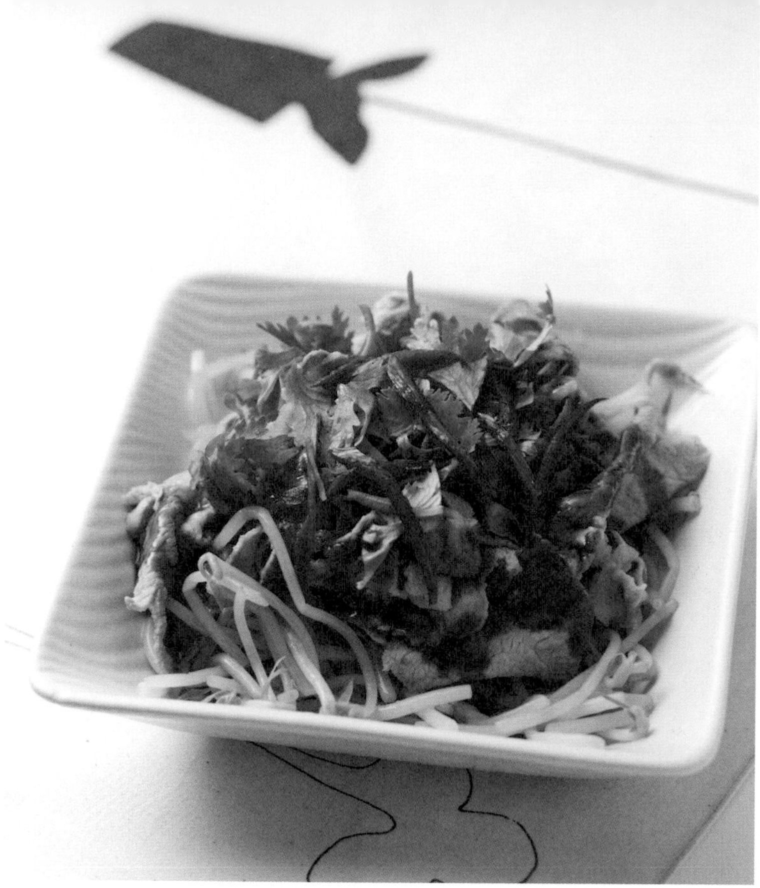

遇見原味新美食

白灼肉片

材料

火鍋肉片1盒（約6兩）、綠豆芽4兩、香菜兩棵、辣椒1支

調味料

蒜末1茶匙、蠔油2大匙、醬油1大匙、糖1茶匙、麻油1/2大匙

作法

1 水燒開，先燙摘除根部的綠豆芽，撈出後放入盤內，再將鍋中的水淋點酒，放入火鍋肉片燙熟撈出，鋪在綠豆芽上。

2 辣椒片開、去籽、切絲，香菜洗淨、切小段，放入盤內。

3 將所有調味料調勻，淋在肉片上，食用時拌勻即可。

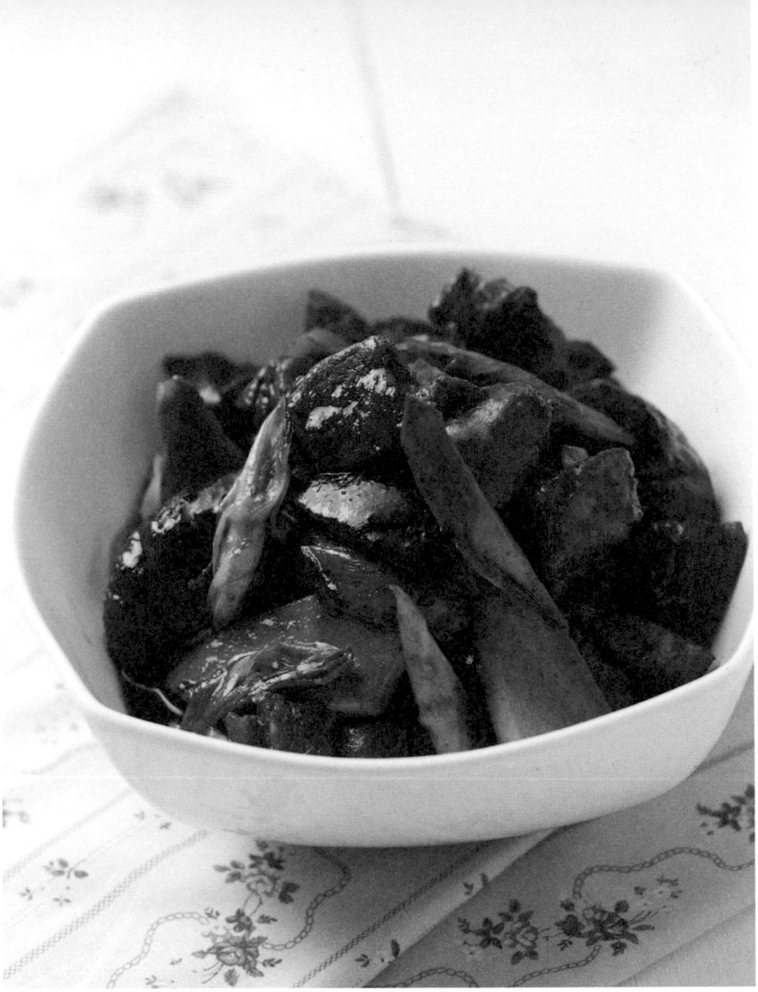

遇見原味新美食

筍燜肉

材料
梅花肉1斤、綠竹筍2支、新鮮香菇4片、蔥2支、薑2片、大蒜2粒、青蒜1支

調味料
酒1大匙、醬油3大匙、糖1茶匙、水1杯

作法
1 梅花肉切拇指般粗條，筍削除外皮切粗條，香菇洗淨、切除菇蒂改刀切粗條。
2 平底鍋燒熱，先放入梅花肉煸出油脂然後倒入炒鍋，加入蒜末和鮮筍，接著加入所有調味料燒開。
3 放入香菇後改小火燒20分鐘，湯汁收至稍乾時，檢除蔥薑，放入洗淨、切斜段的青蒜，炒勻即盛出。

遇見肉類新美食之②

吃出絞肉的鮮甜美味

以前，每到過年過節時，鄰居家的廚房就會傳出剁肉的聲音，那種菜刀接觸砧板的節奏感，帶動著節慶的歡樂氣氛，即使平常時間，只要家裡剁肉，也意味著即將登場的豐富盛宴，剁的絕大多數是豬肉，雖然現在絞肉機已經普遍取代細切了，剁肉依然是家庭廚房偶爾還會出現的動作。

絞，是通過機器將大塊肉切碎，這種碎肉就是我們俗稱的絞肉，但絞過還要剁的作用是增加它的黏性，讓做出來的肉丸或肉餅凝結。例如中菜的獅子頭、肉丸、肉餅，都是使用絞肉較多的菜餚，若是絞肉的用量不多，便只是提鮮而已。

除了台菜的肉燥保持絞肉的原狀之外，大部分絞肉都需要再經過剁的程序，目的在幫助肉末之間產生黏著力，卻又不能剁得太久，俗話說細切粗斬，絞肉機代替了細切的過程，粗斬只是讓肉有點黏又不太黏，然後酌量拌入帶有蔥薑香味的水分，再與調味料融合，如此肉縫間吸附著肉汁，口感才滋潤，

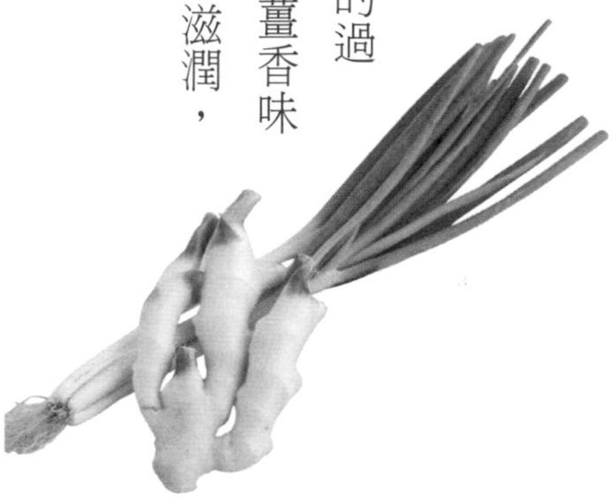

若是少了這些程序，吃起來便覺乾澀了。

獅子頭是絞肉料理中最具代表性的一道菜，特色是大，有如棒球般的一團肉，經過長時間的細火慢煨後，達到入口即化的口感，深受肉食者的喜愛，不管清燉或紅燒，以前我經常做，而且自己也喜歡吃，但老實說每次攝取的肉量實在太多了，因為好吃的獅子頭除了絞肉和調味料，是任何配料都不攙的，完全品嘗純肉的香氣和口感，雖然有人會添加一些切碎的荸薺，那只是美化口感而已，比例太少了，還有人想出在絞肉中加入豆腐、糯米飯或泡軟的饅頭，以減少絞肉的分量，老實說，加了豆腐的獅子頭無論色香味都毫無口感可言，太不正宗了，還不如不吃。於是又有人以縮小體積的方式將棒球大的肉團改成乒乓球大小，這更不對了，獅子頭就是要大，小的只能叫肉丸。

為了讓肉球或肉丸定型，除了剁，捏成團之後通常要先用熱油炸，讓外皮焦黃後維持它的型狀，然後才再紅燒，油炸的好處是即使不馬上烹調，還可以保存一段時間，放冷凍庫的話一個月也沒問題，只是風味就大打折扣了。

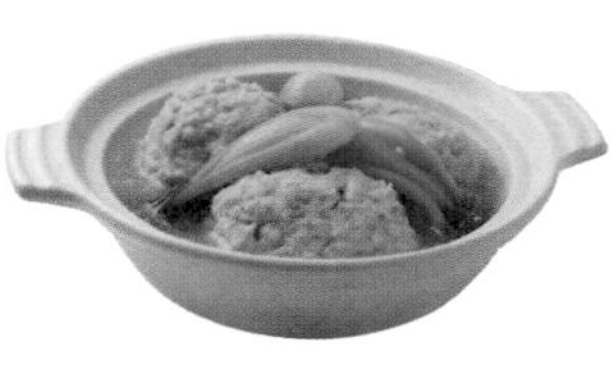
絞肉酌量拌入蔥薑水與調味料融合，口感更滋潤。

。清水慢火煨

我後來研發出清淡吃肉又不影響外觀的方法是清水慢火煨，體積比獅子頭略小，但比肉丸大些，使用保溫性強的砂鍋或耐熱鍋先燒開水，然後輕輕放入肉團，利用水溫固定外型，然後小火慢慢燒，在肉團熟軟之前不去攪動撥弄，如此外型和風味才可以達到最好的效果，只是需要較長的時間，煨一鍋清湯獅子頭至少三小時，但出來的味道比起先油炸的作法清淡很多，絞肉本身的油水釋出在湯汁中，讓原本無味的白水接收了肉的鮮味，再添加些蔬菜，如此不但減少肉的油脂和熱量，吃起來也更健康。

。現選現絞最美味

一般在肉攤或超市買到的絞肉，很多是已經攪好的現成品，只是如此一來便無從判斷絞肉的部位和形狀，因為商家通常會將一些零碎的，不整齊的零星肉絞碎當絞肉賣，如果需求量不多，只是當作提鮮的配料倒也無妨，若是以絞肉為主的菜式，無論獅子頭、肉丸或肉餅，都最好當場選擇好部位和份量後再請肉販現絞，才能保障品質。

太瘦的絞肉口感乾澀，太肥則顯得油膩，我通常會選擇一半的梅花肉和一半的五花肉一起絞，如此綜合出來的口感，無論嫩度或油潤度都恰好。

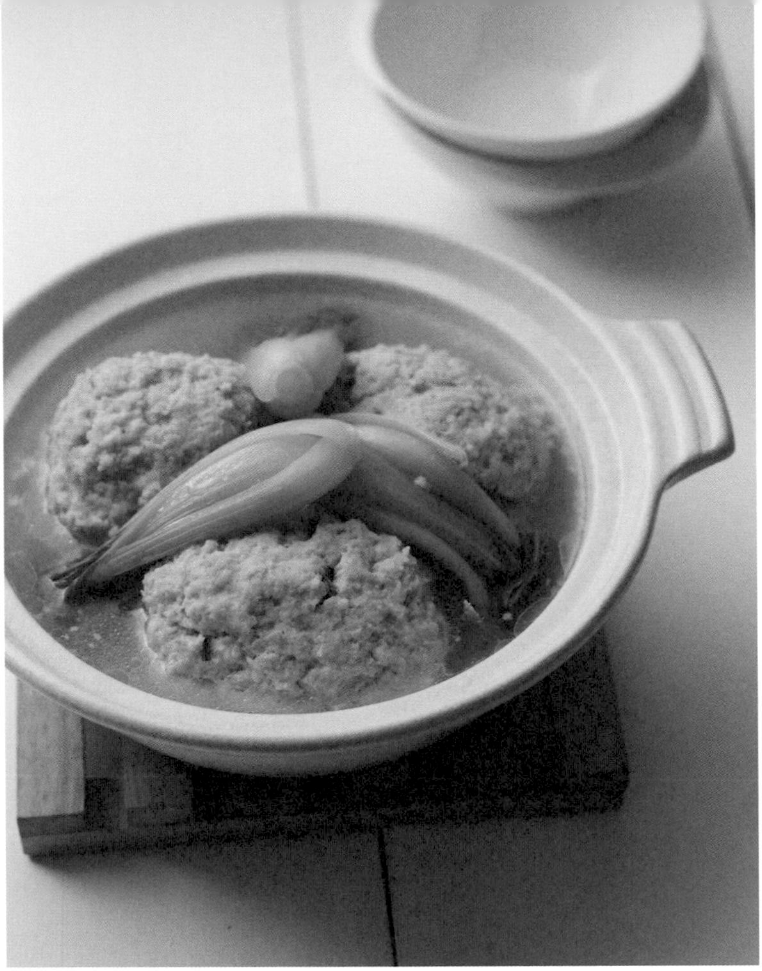

遇見原味新美食

清燉獅子頭

材料

梅花肉1塊（約10兩）、五花肉1條（約10兩）、青江菜5棵

調味料

蛋1粒、酒2大匙、鹽2茶匙、白胡椒粉少許、玉米粉2大匙

作法

1 選購五花肉去皮後和梅花肉一起請肉販粗絞，然後再用刀略為剁細。

2 將所有調味料加入絞肉中，然後順方向攪拌並摔打至產生粘性。

3 砂鍋放入清水半鍋燒開，將調勻的絞肉分成四等分，每份團成肉球後，輕輕放入砂鍋中，小火燜煮3小時。

4 青江菜洗淨，每顆對剖兩半，放入砂鍋中同煮，並加少許鹽調味後，即可熄火盛出。

遇見原味新美食

清爽版香菇肉燥

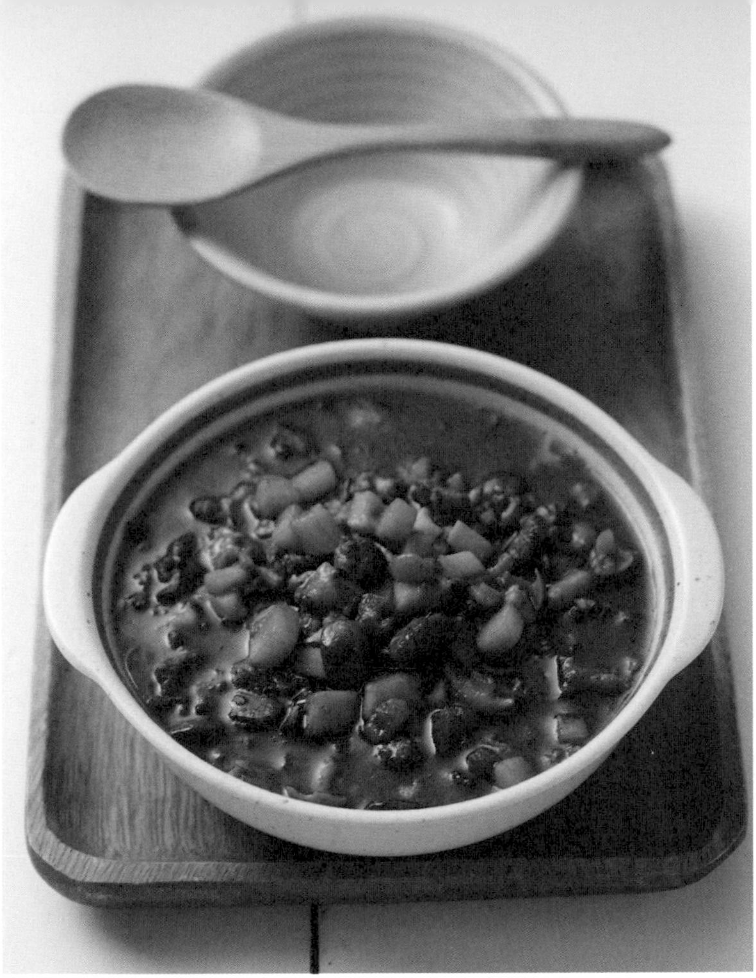

材料

五花肉1條（約1斤）、香菇5片、綠竹筍1支、鴻喜菇4兩、紅蔥酥1/2杯

調味料

酒1大匙、醬油4大匙、糖1茶匙、五香粉1茶匙、水2杯

作法

1 五花肉拔淨外皮上的細毛，洗淨後連皮切成小手指尖的小丁；香菇泡軟、去蒂、切丁；綠竹筍削淨外皮切丁；鴻喜菇先切除根部相連部份，然後洗淨備用。

2 鍋燒熱，放入五花肉丁煸出油脂，炒至變色時加入香菇丁炒香，再放入筍丁和紅蔥酥同炒，接著加入所有調味料燒開。

3 改小火燒20分鐘，再加入鴻喜菇燒10分鐘，即可盛出。

4 可以用來澆在飯、麵或燙青菜上。

遇見肉類新美食之③ 進口與本土牛羊肉PK

◦牛肉

國人對於肉品的採購習慣，向來認為本地的比進口的好，溫體的比冷凍的好，即便是低溫冷藏處理的屠宰作業，對傳統消費者而言還是存疑，但由於本地牛肉的供應量不足，因此進口牛肉一直占有相當比例的市場供應量，國人的接受度也已然適應，加上進口牛肉的價格比本地牛肉便宜許多，更增加消費者選購的意願。

市面進口牛肉的主要來源有澳洲、紐西蘭和美國。在風味上，消費者的經驗是澳洲優於紐西蘭，美國又優於澳洲，主要是飼料不同影響肉質的口感。

澳洲和紐西蘭牛吃的是牧草，肉質的羶味比較重；而美國牛的主要飼料是玉米，肉質軟嫩、油花均勻，尤其牛排，美國牛肉始終受歡迎，雖然曾經因為含瘦肉精的緣故，市場被中斷了一些時日，但只要恢復上市，選購、食用的依然大有人在，雖然不代表美國牛肉安全了，但是喜歡吃的人只要在沒

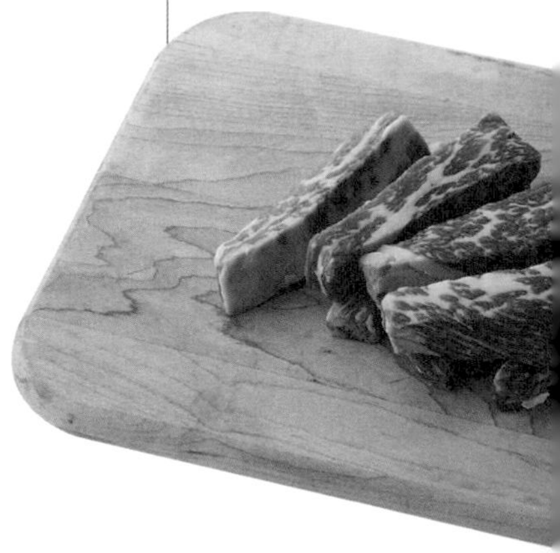

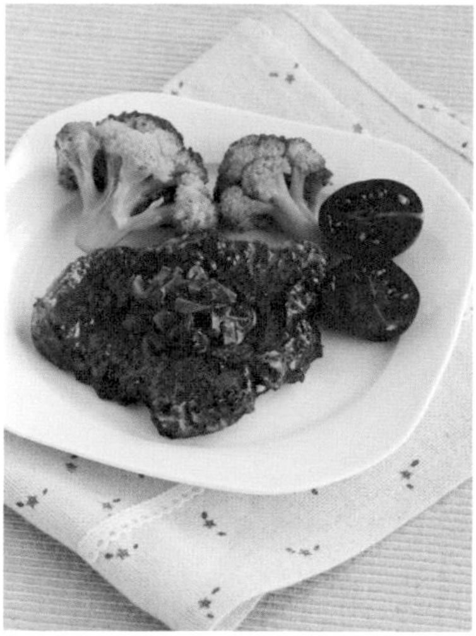

油花分布均勻的牛肉簡單煎熟沾鹽就很美味。

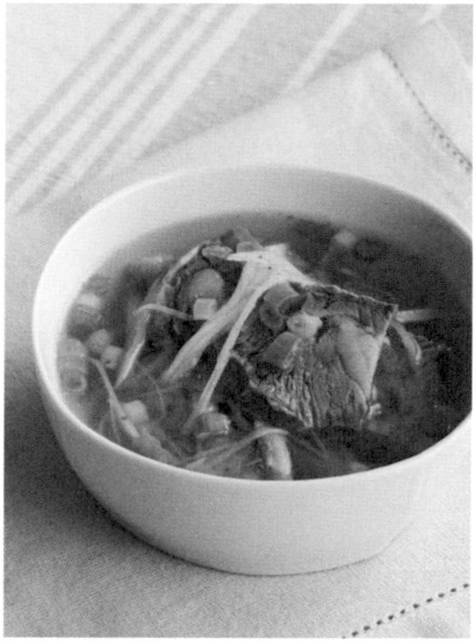

調味料用得少的清燉牛肉最能嘗到原汁原味的鮮郁。

有被驗出得病之前是不會感到威脅的，古人尚有拼死吃河豚的壯舉，相較於美國牛肉的瘦肉精，短期之內並不容易出現病兆，自然更不會在意了。

牛肉中油花分布均勻的部位，都是用作牛排的首選，但由於能被精選出來的分量不多，因此價格難免被冠以頂級封號，此等肉質軟嫩多汁的特質，即使烹調技巧欠佳的人，也只需用平底鍋煎熟，撒點鹽花簡單調味，就可以嘗到牛肉的絕佳口感，雖然坊間牛排的價格並不便宜，但只要買對牛肉，自己也可以輕鬆操作，無論用的是來自何處進口，牛排，絕對是進口牛肉優於本地牛肉。

此外，被稱為台灣美食代表的牛肉麵，十之八九用的也是進口牛肉居多，除了價格便宜，口感也是因素之一，用量最大的肋條、牛腱，進口牛肉的油脂少，比較符合半筋半肉的需求，而台灣牛肉太肥，油膩感影響湯頭的濃郁，一些滷味舖的滷牛腱用的也大都是進口牛腱，原因無它，價格是最大關鍵，但是進口牛肉的羶味比較重也是事實，必須添加大量的辛香料去美化和消除，因此大都是重口味的烹調較適合，一些清燉、清蒸的吃法，進口牛肉便不如本地牛肉可以嘗到原汁原味的鮮郁了。

本地牛肉的最大特質是新鮮，也正因為剛屠宰的新鮮牛肉的黏性使得肉質纖維不夠鬆弛，以致口感顯得堅韌，尤其是快炒的牛肉絲、牛肉片，餐館大都借助嫩精或小蘇打，否則根本達不到滑嫩的效果，因此即使買的是最新鮮的嫩牛肉，也最好先冷凍過再用，讓肉質纖維鬆弛並吸收水分，口感才好吃。

價格上雖然本地牛肉比較貴，但如果是自己吃而不是做生意需要考量成本，我還是會選購本地牛肉，無論是紅燒的里肌邊、滷的牛腱、燉湯的肋條、花腱，只要多花點時間或使用快鍋就可以達到軟化的效果，而用來炒的嫩牛肉，再貴都要買菲力肉，然後冰過再用，雖然比不上餐館的滑嫩，但只要不用添加物，安全還是重於口感吧。

其實，無論是進口的還是本地的牛肉，都各有優缺之處，除了衡量價格也要評估不同作法的肉質需求，沒有絕對的好壞，只有技巧合宜與否，至於口味，我的概念是調味料用得越少的越能嚐出味道，做法越簡單越能保留營養，這也是清燉、清炒為什麼比紅燒、麻辣的售價高的原因。

◦羊肉

除了牛肉，羊肉也是日常生活中常被食用的肉類，只是數量上不如豬肉或牛肉那麼普及，而且有季節性，多半在冬天溫度比較低的季節，人們才會想到吃羊肉來進補，因為羊肉比較燥熱，烹調時又經常添加一些中藥材，或是用火鍋的方式吃它，如此高熱量，對位處亞熱帶的島民來說，也只有冬天比較適合。

由於台灣羊的養殖數量不大，因此市面買到的羊肉，有些是進口的，而羊是草食性動物，羶味比較重，進口羊肉又比本土羊肉腥羶，之所以添加大量氣味較重的香料和中藥材，除了增加滋補功能，也為了去除羊肉的羶味。

較大型的傳統市場才可以買到本土羊肉，超市或大賣場的都是分類包裝好的進口肉，本土羊肉除了少部分較嫩的部位可以切取瘦肉用於快炒之外，大部分都是加入中藥材燉煮，例如羊肉爐就是國人最熟悉的風味，進口羊肉則是煎羊排。

遇見原味新美食

五味骰子牛

材料

1 澳洲和牛1片（約6兩）

2 蔥末、薑末、蒜末、香菜末、辣椒末各少許

調味料

1 酒1大匙、鹽1茶匙

2 番茄醬2大匙、醬油2大匙、糖2大匙、醋1大匙、麻油1大匙

作法

1 和牛肉洗淨、拭乾水分、切成四方骰子粒狀，拌入調味料1略醃。

2 將材料❷和調味料❷混合調勻，做成綜合調味料。

3 平底鍋燒熱，放入兩大匙橄欖油，倒入牛肉攤平，煎至七分熟，盛盤。

4 澆上綜合調味料即可食用。

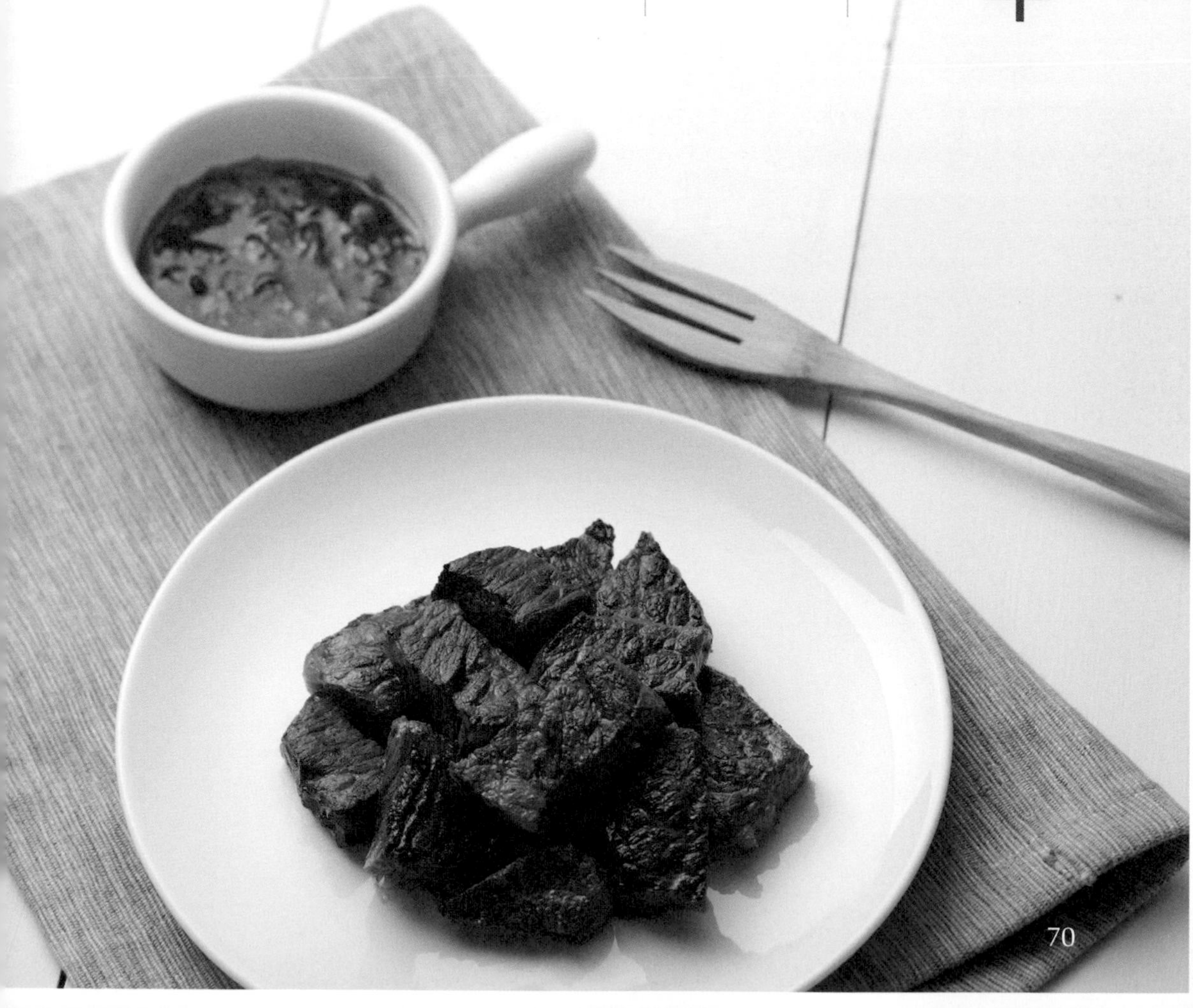

遇見原味新美食

百合牛肉湯

材料

小牛腱1個、新鮮百合1顆、枸杞2大匙、薑4片。

調味料

酒1大匙、鹽1大匙、清水10杯

作法

1 牛腱洗淨、川燙過，以去除血水。鮮百合一片片剝下、洗淨，枸杞子略微沖洗備用。

2 快鍋內放8杯清水燒開，放入整個牛腱，並加酒和薑片煮10分鐘。

3 將牛肉湯換入一般煮鍋，揀除薑片，取出牛腱，切片後放回湯內，加入鮮百合，蒸10分鐘。加入枸杞略蒸，並加鹽調味後，即可盛出食用。

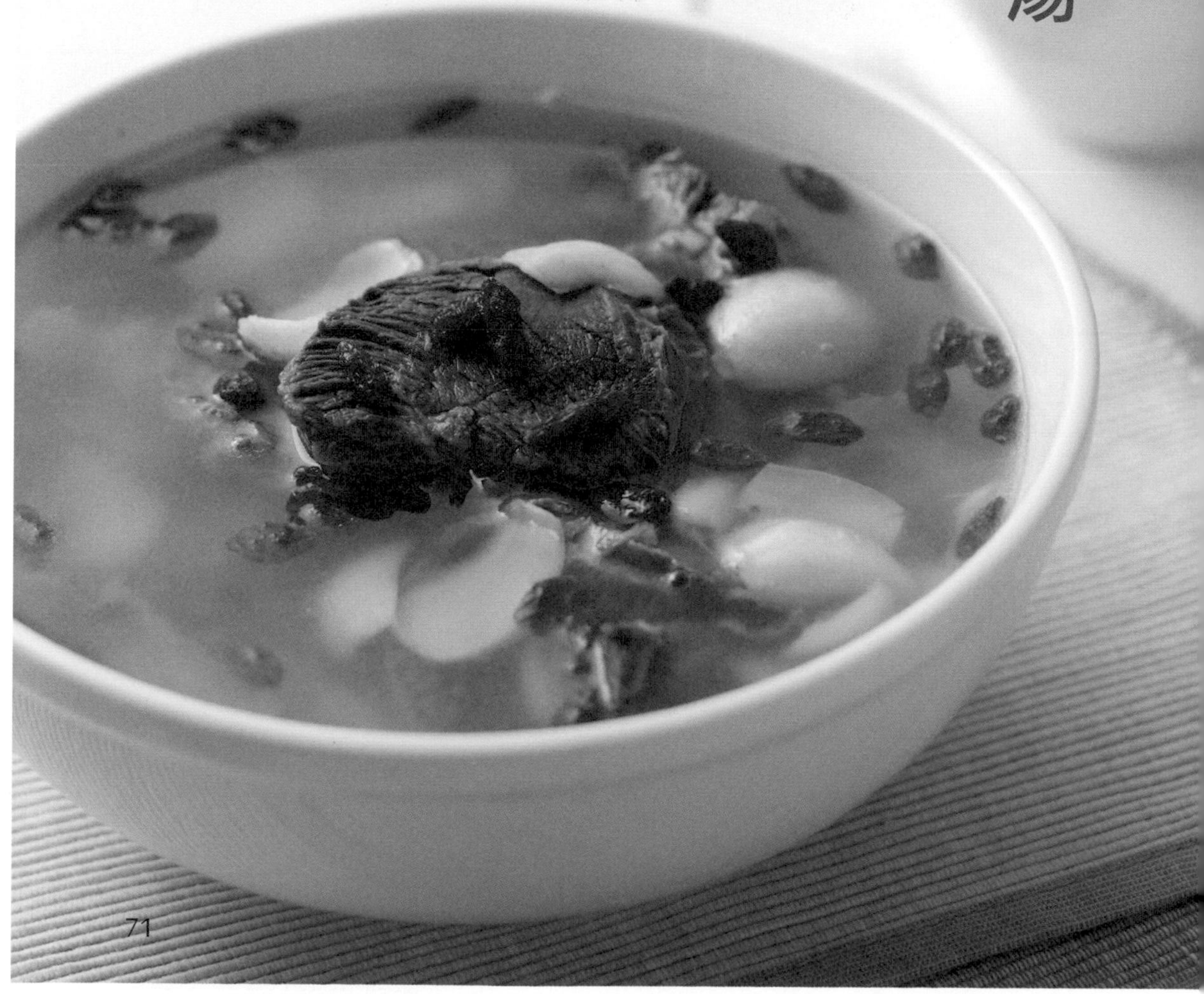

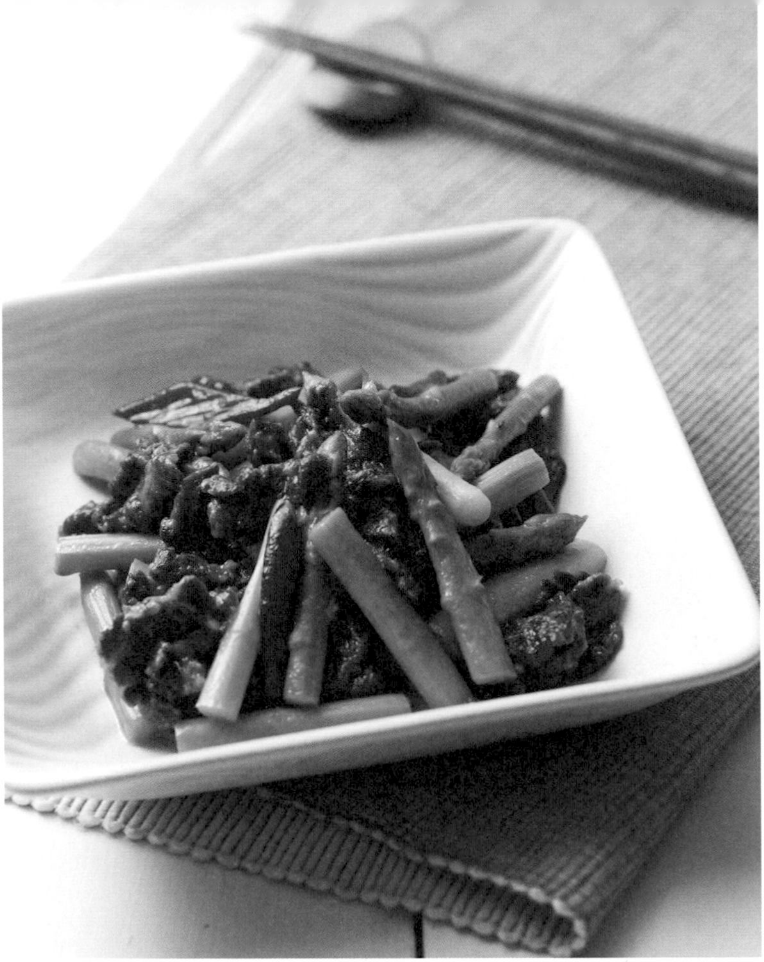

遇見原味新美食

蘆筍炒牛肉

材料

嫩里肌肉5兩、青蘆筍4兩、辣椒1支

調味料

1 酒1大匙、醬油1大匙、糖1/2茶匙、玉米粉1/2大匙

2 鹽1茶匙

作法

1 里肌肉切粗絲，拌入調味料❶略醃。

2 青蘆筍削除粗皮、洗淨、切小段，先川燙過，然後撈出、沖涼備用。

3 鍋燒熱，放兩大匙油，先炒散牛肉，再放入蘆筍和辣椒絲同炒，加調味料❷，炒勻即盛出。

遇見原味新美食

羊肉爐

材料

羊後腿肉2斤、腐竹1支、茼蒿菜2兩、老薑1小塊

調味料

羊肉爐藥包一袋（內容為黨蔘、熟地、桂枝、紅棗、黃耆、炙甘草，中藥房有現成配好的）、酒2大匙

作法

1 羊腿肉請肉販剁塊，先川燙去除血水，然後放入保溫性強的砂鍋或燉鍋內，加入開水6杯蓋過羊肉。

2 放入所有調味料後燒開，改小火燉煮1小時，即可盛出食用。

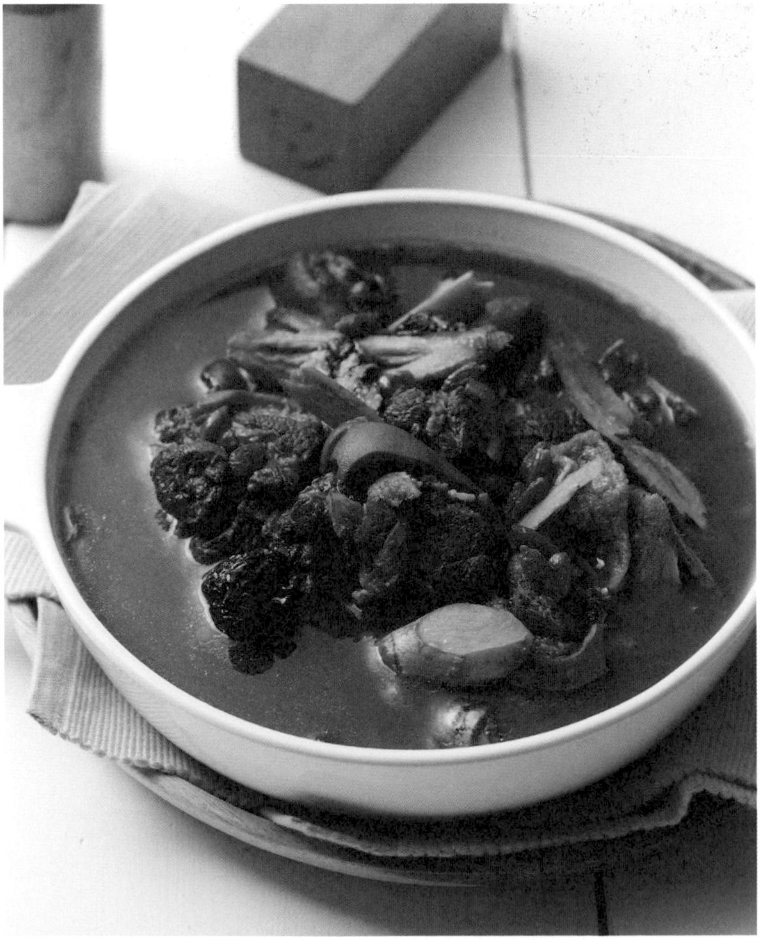

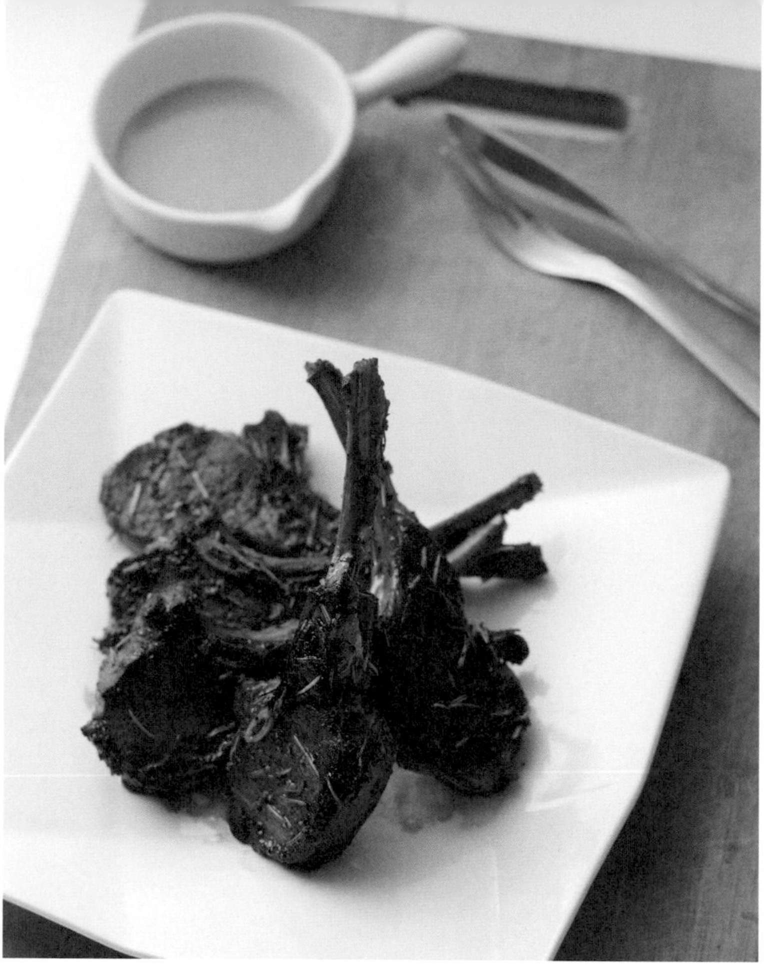

遇見原味新美食

香煎羊排

材料

進口羊小排4片

調味料

1 酒1大匙、醬油2大匙、糖1茶匙、粗黑糊椒粉1茶匙、迷迭香粉1/2茶匙

2 芥茉醬或薄荷醬少許

作法

1 小羊排退冰後洗淨、拭乾，先將所有調味料❶調勻，再放入羊小排醃10分鐘。

2 平底鍋燒熱，放入羊小排兩面煎熟、盛出，食用時沾調味料❷即可。

遇見肉類新美食之 4

簡單調味就好吃的雞肉

記得小時候幾乎每個家裡都自己養雞，養雞可以生蛋，除了食用，還能將蛋孵成小雞，如果過年過節需要用雞來拜拜或加菜時，也都是殺自己養的雞，很少買外面現成的。

印象中那些雞都至少養足一百二十天才會殺，若是公雞便會在一個半月大時閹割，如此可以讓肉質厚實、增加彈性，那時候養的雞白天都是自由放養，任由牠們啄食家裡用餐時掉落的飯粒、附近田裡收割後撒落的稻穀、或是四處覓食各種小蟲，晚上才趕進籠子裡，如果餵食，用的也都是剩飯、米糠之類的傳統養殖方式。

而市場的雞肉攤，販售已經宰殺完成的各種雞隻，其貨源大都來自養雞場，吃的全是飼料，養殖天數也較短，那就是俗稱的肉雞，這類養殖的雞隻缺少運動，因此肉質鬆軟，但非常適合用於油炸或快炒，口感反而比土雞討好，尤其各家連鎖速食店，使用肉雞炸雞塊、雞排的普及率更是百分百，這

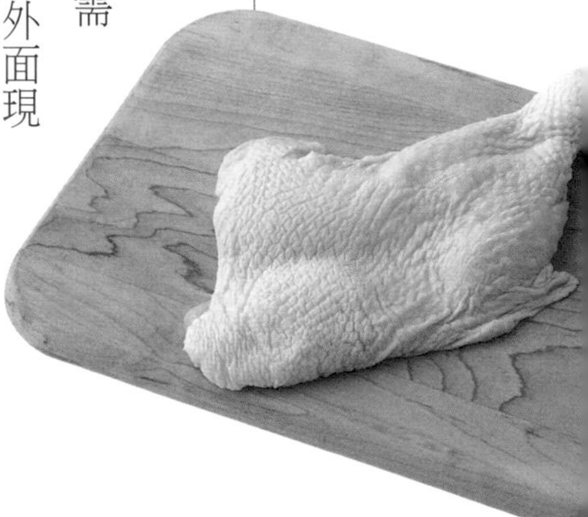

種飼料雞只是肉質不同而已，並沒有不好，但如果不肖商人為了趕早上市而使用各種抗生素、生長激素來縮短養殖時間，讓雞隻快速成長，消費者若是長期食用就不利健康了，尤其炸雞本來就是高熱量食物，加上雞肉本身可能殘存的生長激素，不只是造成肥胖的因素之一，也是擾亂成長發育的元兇，因此最好少吃，並且要避免選擇油炸。

坊間還有一種稱為**「仿仔雞」**，是土雞與肉雞的配種，肉質介於兩者之間，沒有土雞那麼硬實，也不至鬆軟缺乏彈性，是用作紅燒、白切最適合的選擇。

至於**土雞**的肉質比較結實耐煮，所以適合燉湯。

每次開車前往機場的路上，都會看見路旁招牌上斗大的字寫著「太監雞」，以此吸引好奇的食客，所謂太監雞其實就是**閹雞**，這種雞的體型比較大，價格比「仿仔」貴些，但肉質滑嫩、有彈性，是做白切雞的首選。

不同的雞種有不同的肉質口感，不同的烹調法也要選擇不同的雞種，唯有適「材」適用才能品嘗到最好的風味，並不是土雞才好，肉雞就差。

雞肉是國人食用率極高的肉品，烹調雞肉的食譜不下百餘種，各種吃法都有不同特色與口感，烹調方式更是各有所長，而我始終覺得最好吃的風味是作法最簡單、調味料最少的白切雞和燉雞湯。

一般家庭如果不是有特殊需求或手藝，也都是以水煮後白切的吃法居多；燉雞湯則分為全雞燉與切塊燉兩種，雞湯也是女性國人生產時做月子不可少的滋補品，除了雞肉，還會在雞湯內添加不同配料或藥材，來增加口感及增加滋補的功能。

至於白切雞，雖然只是煮熟切塊，看似平常，但不同的沾料卻可變化出極多不同的風味，本省人家用的是蒜末辣椒醬油，客家人常用的是金桔醬加切碎的九層塔，廣式用的是蔥薑蓉，我是廣西人，從小吃白切雞的沾醬是蔥薑蓉之外還加些搗碎的花生末，味道更香，可能是慣性，至今我吃白切雞依然認為家傳的沾料最對味，至於雞種，當然首選是閹雞，其次是雞皮會出現金黃油脂，屬於仿仔系列，以碎玉米為飼料的玉米雞。

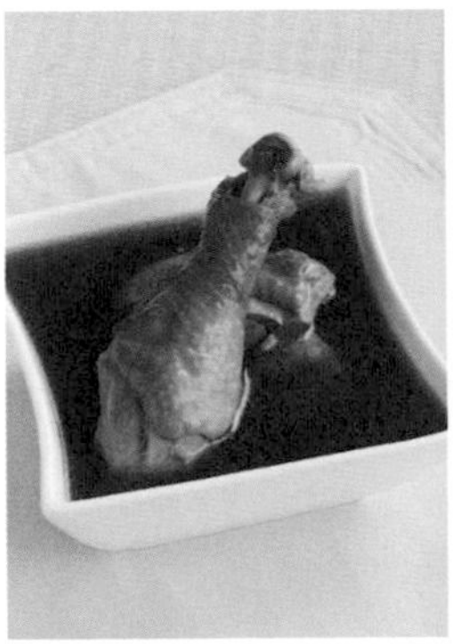

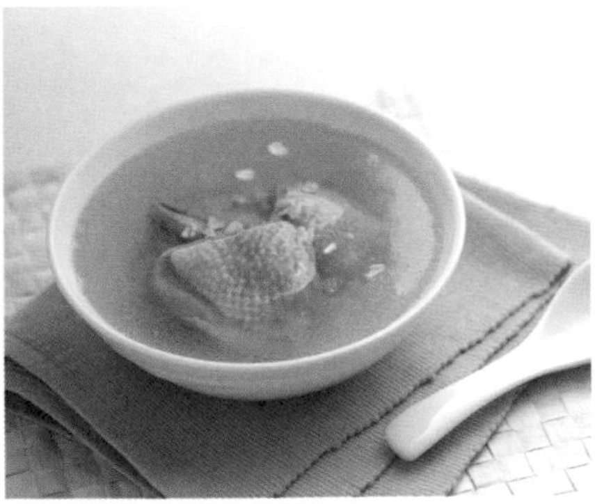

添加不同配料或藥材的燉雞湯，做法簡單又美味。

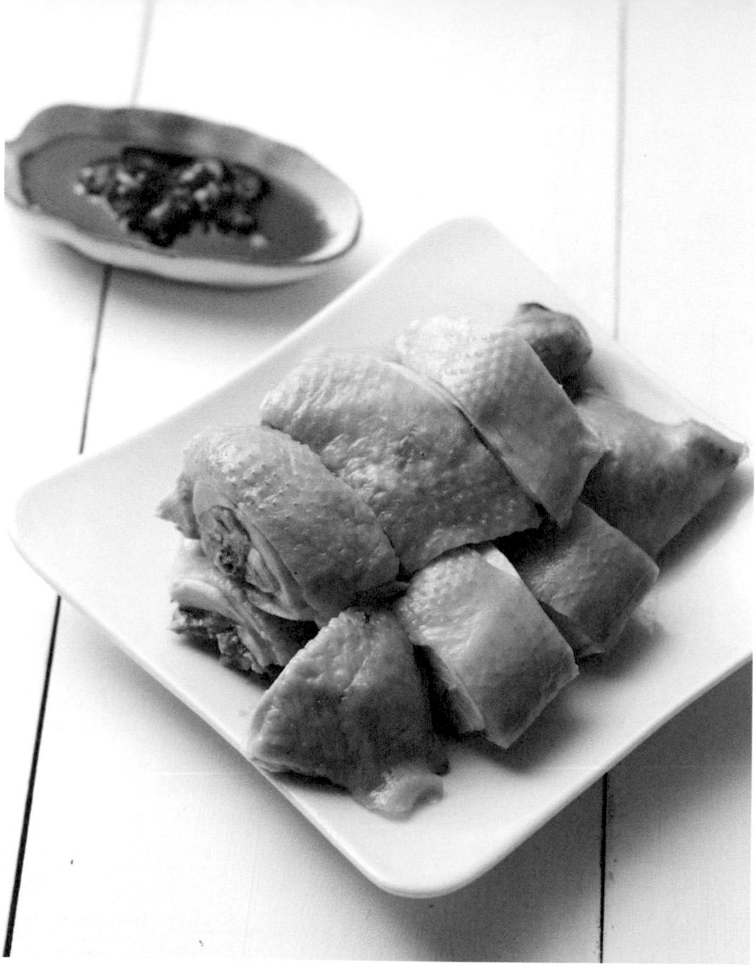

遇見原味
新美食

白切雞

材料

閹雞或玉米雞1隻（約3斤重），薑4片

調味料

1 蒜末1茶匙、辣椒1支（切碎）、醬油3大匙、糖1茶匙

2 客家桔醬2大匙、醬油2大匙

3 薑末1/2大匙、蔥2支（切碎）、熱油2大匙、鹽1茶匙、碎花生1大匙

作法

1 雞洗淨內臟，用開水川燙過，再放入蓋過雞身的開水中，並加入酒和薑片，小火煮15分鐘。

2 熄火後蓋上鍋蓋，再燜10分鐘，然後撈出放涼，再剁小塊排盤。

3 將三種調味料分別調勻後裝碟，隨個人喜好選擇沾食。

遇見原味新美食

鮮筍香菇雞湯

材料

土雞半隻（或土雞腿2支）、乾香菇5片、新鮮綠竹筍2支、薑2片。

調味料

酒1大匙、鹽1茶匙。

作法

1 雞肉剁塊後洗淨、並川燙過撈出、沖去泡沫。乾香菇泡軟、切除菇蒂、每片對切兩半。

2 鍋中放5杯水燒開，放入雞塊和香菇、薑片、酒，燒開後改小火煮。

3 筍削淨外皮、洗淨、切粗條放入同煮，20分鐘後加鹽調味，即可熄火、揀除薑片、盛出食用。

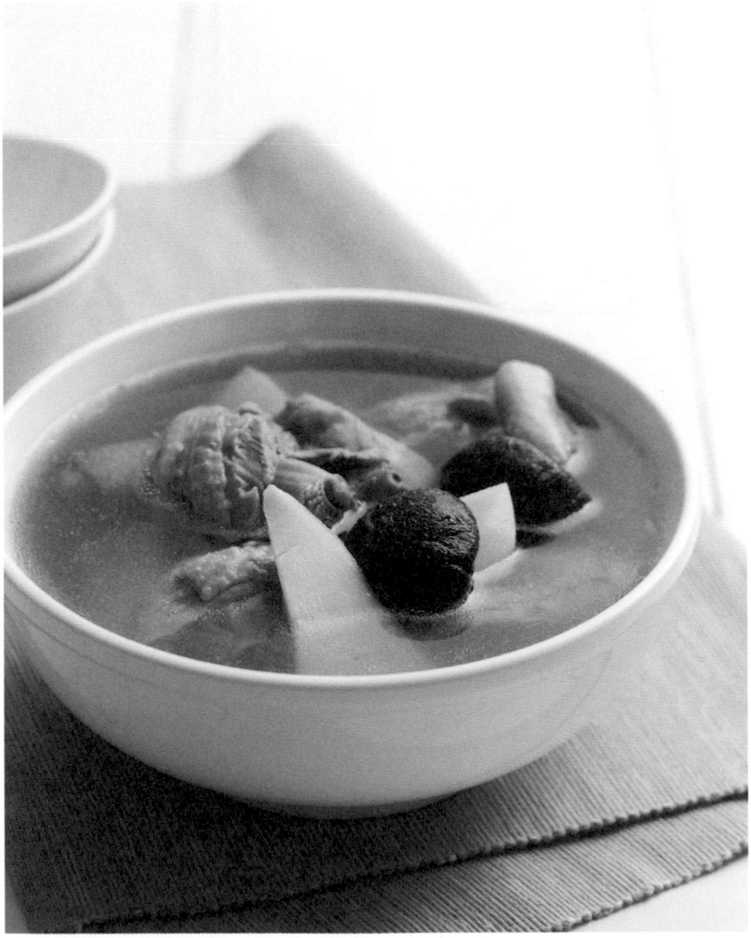

遇見原味新美食

蔘鬚紅棗雞

材料

小土雞1隻、紅蔘鬚2兩（約半小束）、紅棗8顆、枸杞子2大匙

調味料

酒2大匙、鹽酌量（亦可不放）

作法

1 小土雞整隻洗淨、並川燙過內腹後沖淨泡沫，放入電鍋內鍋，加開水6杯，並放入蔘鬚、紅棗和酒，移入電鍋，外鍋加水三杯，蒸至開關跳起。

2 加入枸杞子，5分鐘後即可盛出食用。

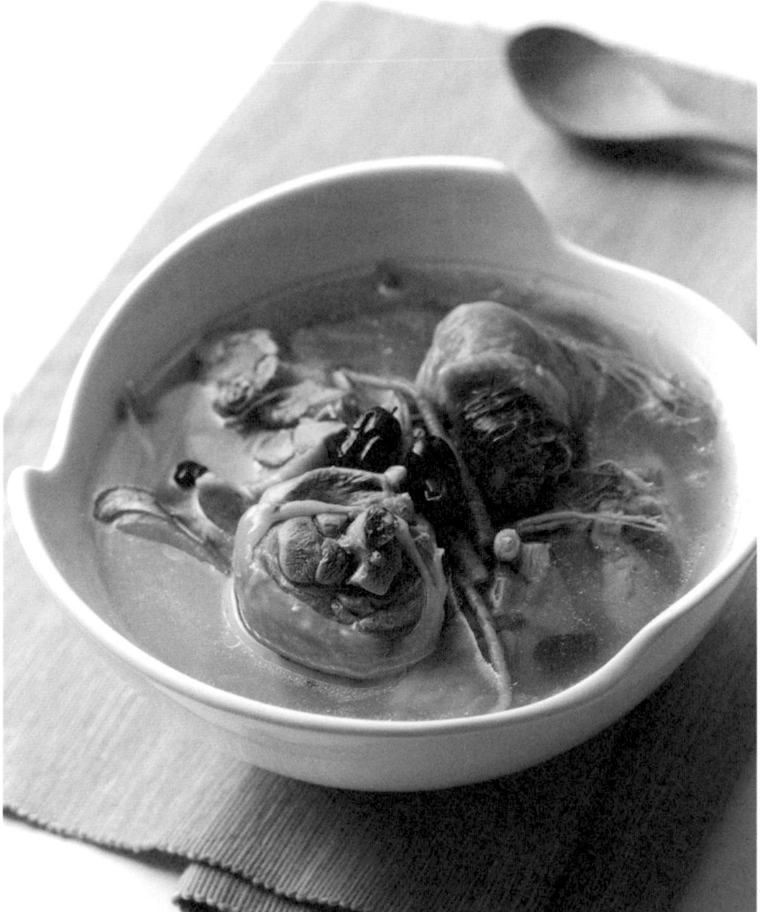

延伸加菜版＝遇見蛋類新美食

老少咸宜的滑嫩蛋品

在我當小孩的那個年頭，一般孩子很少有機會吃到零食，更別說生日蛋糕了，但是我們家的小孩生日那天，除了可以吃到一碗專為他煮的麵條之外，還可以獨享兩顆紅蛋。

麵條不稀奇，平常沒菜的時候，煮一鍋大雜麵全家打發一餐是常有的事，生日那天吃到的麵條也不會特別好，但那兩顆蛋可稀罕了，雖然是自家養的雞生的，但是那些蛋都是要留著孵小雞用的，平常收集在一只高懸著的奶粉罐裡，誰也不准吃，偶爾餐桌出現蔥花炒蛋，就算加菜了，而且是孵不出小雞的蛋才拿來做菜。

生日那天吃到的其實只是水煮蛋，但是會特別用沾溼的紅紙將蛋殼抹得紅紅的，大概是討吉利吧，但如此一來那兩顆蛋就顯得更招眼了，當天生日的人會因為這項特別待遇而格外開心，除了讓其他人羨慕，還有巴著他想分享一些，或是跟他商量借吃一顆，然後等自己生日再還給他的商議。

現在回想，水煮蛋根本沒什麼味道，只是因為平常沒機會吃，所以覺得美味，換成現在的孩子，別說水煮蛋了，連滷蛋、茶葉蛋也沒那麼愛吃，有些大人對蛋的攝取還很有意見，怕吃多了會提高膽固醇而十分節制呢。

許多營養專家都肯定雞蛋是極佳的優質蛋白質食物。雞蛋也是所有食材中用途最廣、變化最多的，入菜、入糕點，可甜、可鹹，可當主菜，可做配菜，烹調方式更是變化多端、可繁可簡，隨著添加物的不同，一顆便宜的雞蛋也可以賣出高價位，就看怎麼做、怎麼吃。

雜貨店賣的雞蛋通常分為黃殼和白殼兩種，都是來自養雞場的蛋雞生的蛋，只是雞種不同而已，黃殼蛋大多是洛島紅雞交所生，體型較大、食量也較大，飼養成本相對也較高些，所以價格就比來亨雞所產的白殼蛋貴，除了殼比較厚之外，味道沒有特別好，但並不是土雞蛋，所以買黃的或白的都差不多。倒是超市、有機商店、或一些菜攤標明的土雞蛋、初始蛋和有機蛋，體型比較小、價格也高出許多，加上品質經過檢驗控管，不含抗生素，如果不計較價格，可以考慮選購。

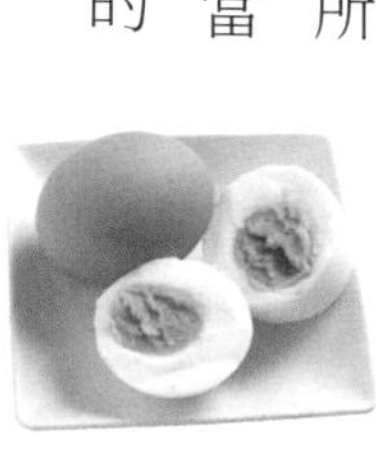

新鮮蛋的蛋殼比較粗糙，打開的蛋黃圓渾飽滿，蛋白凝結度高，為了保鮮最好冷藏，坊間有一種洗選蛋，號稱已經過清洗，消除了沾附在蛋殼上的細菌，雖然乾淨，卻不耐存放，最好在十天或更短期限內食用，否則變質比未經洗選的蛋更快，因為看似密閉的蛋殼表層，其實還是充滿毛細孔，在清洗過程中，很可能滲入生水，放置時間長了當然會變質。

雞蛋

其實每顆雞蛋從雞身滑出的同時，便已經沾附有細菌，再經過雞籠子的環境汙染，並不如肉眼所見那麼乾淨，所以先清潔是必須的，但不適合水洗，而是用濕布擦拭外殼，然後放入冰箱冷藏保鮮。

記得小時候看過鄰居長輩為了養生，每天早上生吞一顆剛從雞籠子裡揀出來的新鮮雞蛋，還有媽媽為了讓女兒的聲音甜美、膚質好，也是經常吞食這種還帶著體溫的新鮮雞蛋，以現在的醫學觀點來看，吞食生雞蛋其實非常不衛生也危險，在吞下的同時也吃進細菌而不自知，可見有些民間偏方毫無科學根據可言，千萬不要學。

把打散的雞蛋沖入滾熱的花生湯，曾經是我最喜歡的一道食物，還有冬天早晨的酒釀雞蛋，也是用熱湯沖入生蛋的吃法，雖然不像生蛋那麼生食，其實殺菌力還是不夠，年長後我反而不敢這樣吃，寧可煮熟一點才放心。

由於雞蛋煮熟後，蛋黃會因為煮的時間不同，而凝固成不同的硬度，越熟的蛋黃越乾硬，因此坊間有糖心

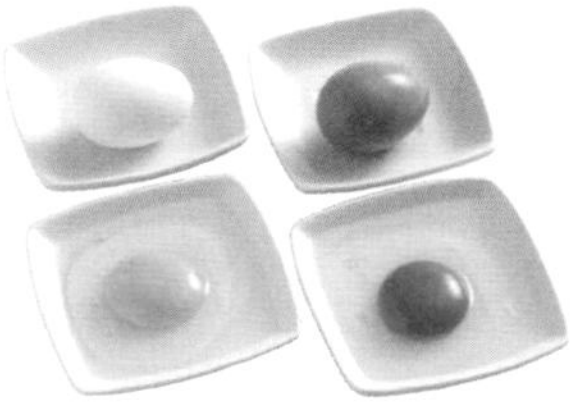

選購白蛋或紅蛋，重點是要新鮮。

蛋、太陽蛋、溫泉蛋的吃法，都是將蛋黃控制在半熟的液態狀，吃起來比較滑嫩，其實同樣因為殺菌不夠完全，還是容易吃入未經殺死的細菌，因此，為了健康，犧牲些口感還是必要的。

鴨蛋

日常生活中，食用雞蛋的比率高於鴨蛋許多的原因，除了雞蛋的產量較大之外，口感上雞蛋也比鴨蛋滑嫩，任何需要用蛋的菜餚或點心都可以使用雞蛋，但鴨蛋卻未必適合大部分菜餚或點心，因為鴨蛋微微帶點蛋腥味，因此大都用來製作鹹蛋和皮蛋，經過醃漬、浸泡可以消除腥味，加上它的體積比雞蛋大，製作鹹蛋時不會因為吸收了鹽分而使蛋黃縮小，用雞蛋醃製鹹蛋就不那麼理想了，雖然現在坊間已經有商家製作雞蛋口味的皮蛋，但也只是少部份，多數仍然以鴨蛋為主。

鵪鶉蛋

參加喜宴或辦桌酒席的時候，有時會在菜餚中發現體積非常袖珍小巧的鳥仔蛋，俗稱鵪鶉蛋，數量同樣不多，只是加在菜餚中增加分量和變化口感而已，聽說坊間還有合成的鵪鶉蛋，除了形似，毫無口感可言，反倒是曾經在香港一場宴會上吃到過鴿子蛋，非常滑嫩好吃，印象深刻，可惜也是可遇不可求的口福。

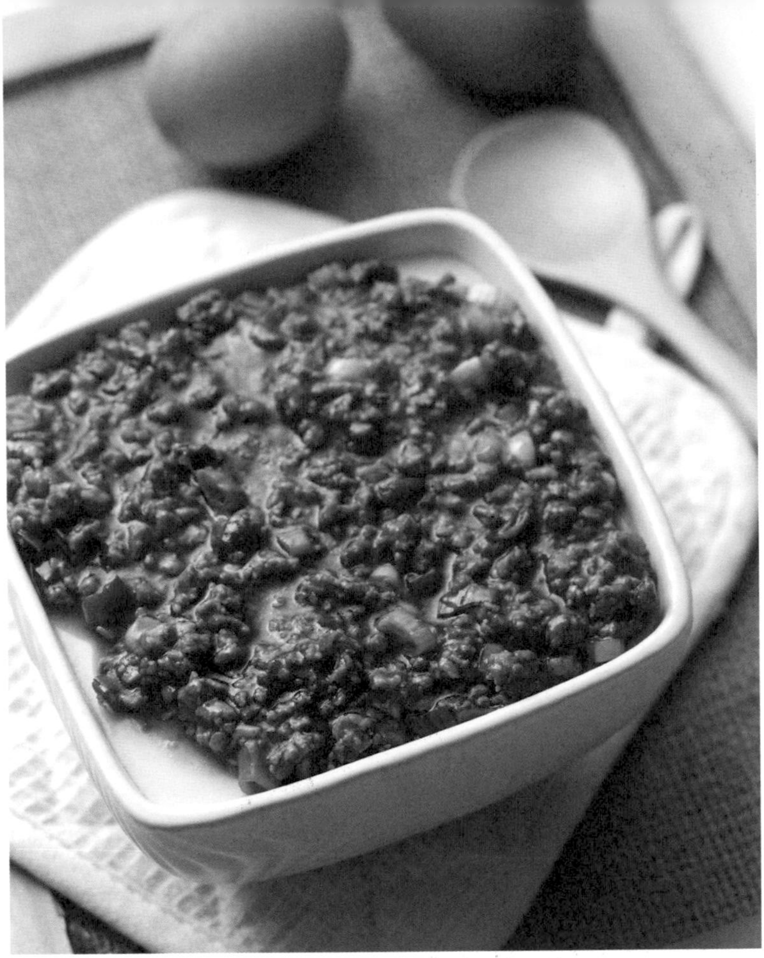

遇見原味新美食

肉末蒸蛋

材料

絞肉2兩（牛肉、豬肉均可）、雞蛋3顆、蔥1支。

調味料

1 水（或冷高湯）1/2杯、鹽1茶匙。

2 酒1大匙、醬油1大匙、胡椒粉少許、玉米粉1茶匙

作法

1 蛋打散，加入調味料❶打勻，放入容器內，包上保鮮膜，用電鍋或蒸籠蒸5分鐘。

2 絞肉拌入調味料❷，待蛋液表面凝固時，將調好的絞肉鋪在上面，再入鍋蒸5分鐘。

3 蔥洗淨、切碎，待蒸好取出後，撒在上面即成。

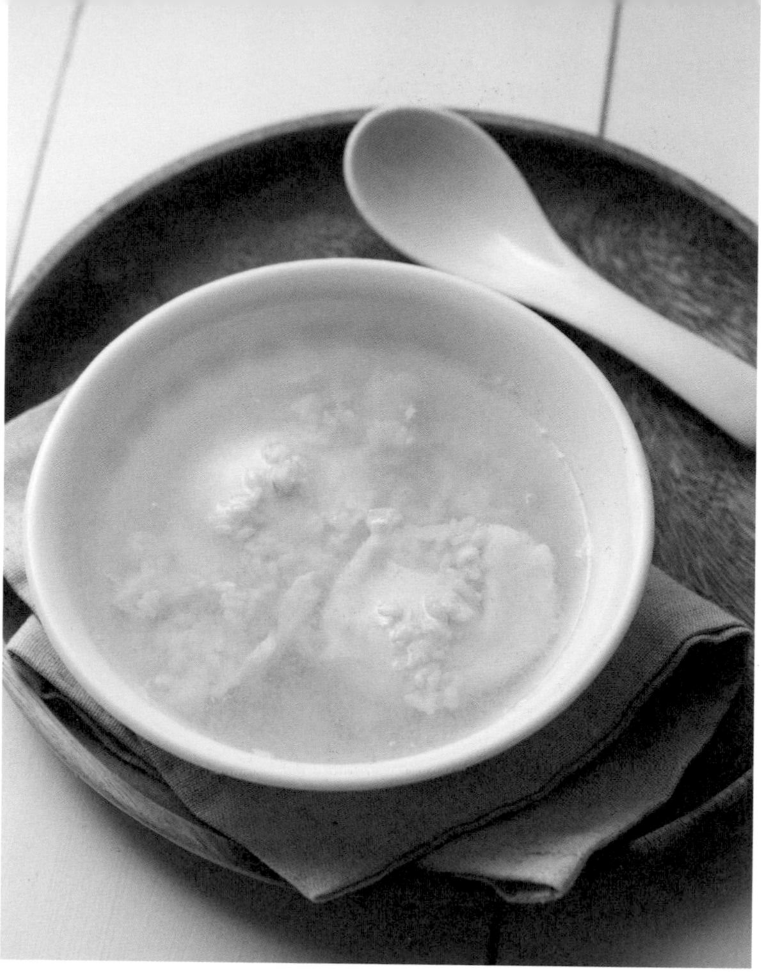

遇見原味
新美食

酒釀荷包蛋

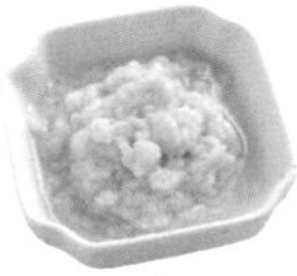

材料
雞蛋2個、酒釀2大匙

調味料
糖2大匙

作法

1 水半鍋燒開，將雞蛋打入，煮成荷包蛋撈出。

2 另外燒開一碗水，並加入糖調味，煮開後放入攪散的酒釀，並將荷包蛋放入同煮。

3 再度燒開即熄火、盛出。

Part 3

遇見海鮮新美食

鮮甜海之味

遇見海鮮新美食之①

海鮮，這樣吃才鮮

所有來自水中的可食生物，大家都統稱為海鮮，例如魚、蝦、貝類，其實生長的環境不同，未必都來自海洋，產自溪流、河域的也不在少數，如果要簡單分類，應該以海水和淡水兩種分類就可以了。

除了直接撈捕之外，有很多品項已經可以透過養殖，提供生長環境來收取漁獲，包括導引海水入池，以養殖海生魚類，以及各地的淡水魚塭都是，但不管來自天然撈捕還是人工養殖，「新鮮」都是品嘗海鮮最重要的條件，少了這個條件便毫無口感可言，甚至容易造成傷害。

海鮮不新鮮的因素有二，一是生長環境受到汙染，例如輻射物、有毒的污水排放，其次是保存不當導致變質。消費者不能以為深海魚比較健康，養殖魚就一定有土味的刻板印象，要看生長地區和養殖環境。

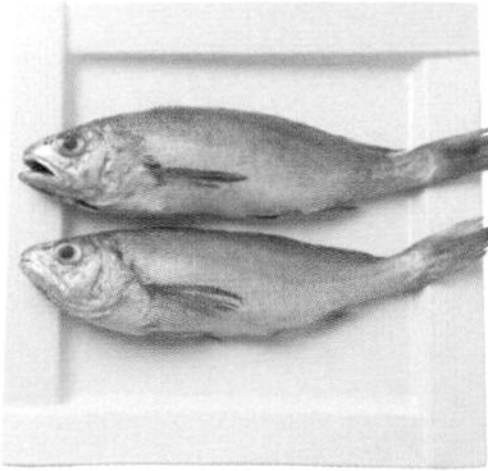

・深海魚

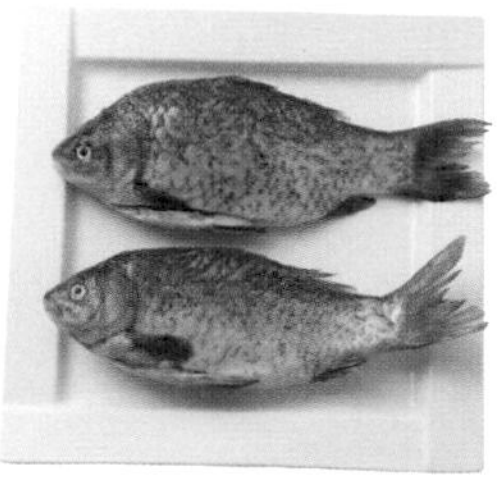

・養殖魚

不論深海魚或養殖魚，新鮮仍是品嘗海鮮最重要前提。

。選購

海鮮是否來自受污染地區，除了靠政府把關、媒體報導之外，一般消費者很難自己檢驗，保存不當則是可以自己掌握。首先購買時就要選擇新鮮度好的海鮮，利用目視、手觸、鼻嗅這些動作去辨識要買的品項是否新鮮。其次是與銷售者建立信賴感，可以減少個人因經驗不足可能的失誤，最後的關鍵才是對價格的認同與接受，品質好、新鮮度高的海鮮，價格相對貴些，死魚爛蝦當然比較便宜，但如果因為便宜就去買、去吃新鮮度不足的海鮮，小則口感盡失，大則可能因此造成食物中毒或過敏，就得不償失了。

海鮮有它的保鮮期限，即便是信任的商家、新鮮度高的品質，我也建議吃多少買多少，當天買當天烹調吃完，這是嘗鮮的不二法門，品質再好、再喜歡吃，若是買多了吃不完，必須冷凍保存，再吃的風味也會打折，因為魚攤早已經將漁貨曝露在保鮮條件有限的空間一段時間了，當天烹調已是極限，如果再放入冷凍庫冰存，風味怎麼可能好，所以海鮮是最需要小心照顧的食材。

烹調法也是影響海鮮風味的因素之一，做法簡單的清蒸、川燙，比紅燒、油炸更能品嘗海鮮的風味，而調味料的多寡則是影響風味的關鍵，醬料用得越多，越嚐不到原味，新鮮度差的海鮮，利用醬料倒是可以掩飾它的氣味，但對新鮮的海鮮可能就糟蹋了，這種情況在餐廳尤其明顯，如果服務生不斷建議您點醬燒、糖醋的吃法，很可能是為了推銷一些新鮮度較差的庫存品，這也是清蒸比糖醋或豆瓣調味的價格貴的原因，因為做法簡單、調味料少的烹調，是遮不住腥羶味的，因此我從不在餐廳點口味重的海鮮，真喜歡吃，最好自己做，至少材料絕對新鮮。

那麼生吃海鮮是不是更能品嘗生鮮的美味？例如日式的生魚片、法國的生蠔、韓國的活鱆魚，都是以生吃聞名的美味，其實這些食物都要另外沾調味料，也不算原汁原味。其次飲食習慣不同，處理過程也不相同，尤其經過長途運送，若是保存方式或處理不當，這種生鮮食物的含菌量是非常高的，大腸桿菌、幽門氏菌都會造成對身體的傷害，真想嘗試，偶爾吃點就好，還要注意店家食材的新鮮度與廚師的衛生習慣，至於飯店自助餐那種無限量供應的生魚片，還是少吃的好。

。保鮮&烹調要領

新鮮的海鮮，在烹調前的保鮮也很重要，一般菜場都會先替客人做刮鱗、剖開、去內臟的動作，但是買回家還是要再清洗過，然後擦乾水分、淋上酒，再放冰箱冷藏，不要以為抹鹽可以防腐，原本鮮嫩的魚肉，抹了鹽反而會讓魚

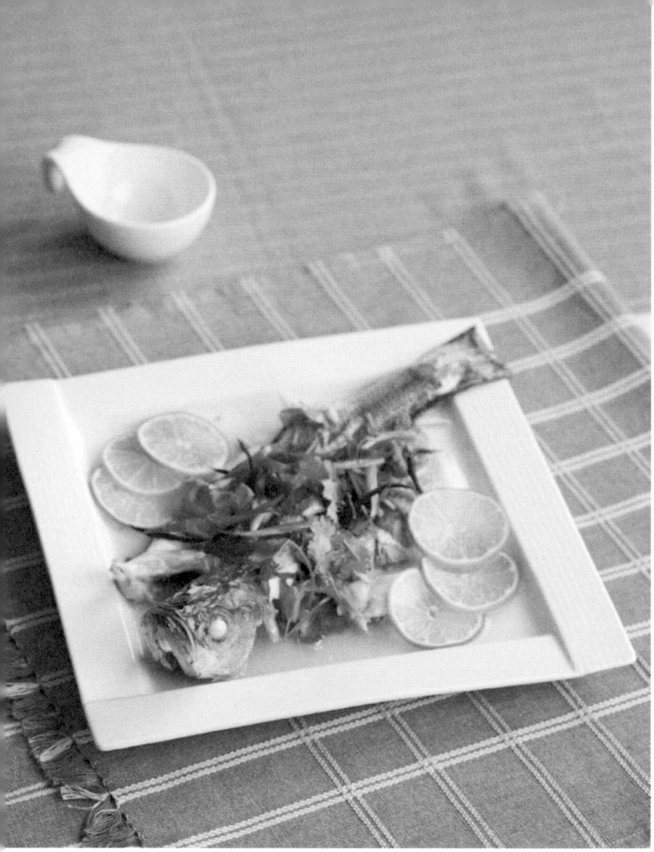

清蒸比紅燒、油炸更能吃出海鮮的風味。

肉緊縮，蒸出來就沒那麼嫩了。

此外，烹調海鮮常需添加辛香料來達到去腥和提味的效果，而清蒸類的食材，為了表現食物的新鮮和口感的清爽，辛香料和調味料都不會用得太多，只有紅燒和重口味的熱炒，才會添加蔥薑蒜之外的辣椒、九層塔之類的香料，若是鮮度差些也很容易掩飾過去，所以，最美味的海鮮，還是以清淡為上。

遇見海鮮新美食之②

魚，蒸的好吃

有這麼一個笑話：一群觀光客聚集在一個海洋博物館的超大水族箱前，觀賞裡面各種不同外觀、體積、品種的魚類，美國人討論的是那些魚除了吃以外的其它實用價值，德國人討論的是如何用在實驗上發揮功能，英國人討論的是每種魚的基因和血統，法國人重視的是整體環境的美感，只有中國人討論的是不同的魚要怎麼燒才好吃。

的確，中國菜世界聞名，中國人也最講究吃，不同省份的人對於不同的食材都有各自的烹調方式，其中江浙人和廣東人對於魚的烹調更有獨到的手法。江浙是魚米之鄉，境內滿佈江湖河川，盛產各種魚類海鮮，又盛產醋，兩者結合出時而酸甜適口、時而濃油赤醬的魚類烹調，成為江南菜系中的代表風味；而廣東人更是烹魚的高手，講究生猛時鮮的方式，詮釋各種魚的絕佳風味，所以喜歡吃魚的人，選擇江浙館或廣東館，一定可以嚐到滿意的魚料理。

早年過年的時候，我經常買一整條的大草魚回來，切下頭尾、先炸過，用來當砂鍋的鍋底，中段則是切片油炸做成燻魚，因為這樣可以保存較長的時間，還有蔥燒鯽魚，都是需要大量油炸後再烹調的菜，製作有點麻煩，加上作一斤跟做兩斤的手續和時間差不多，所以每次都做一大堆，又因為多做而需要吃很久才能吃完，家中人口變少，加上年紀老大了之後，我已經不再做這種大分量，更不想花那麼多油、那麼多工序、那麼麻煩的料理了，雖然複雜的烹調可以增加味覺的豐富感，但如果簡單的清蒸也能嘗到魚的美味，豈不更輕鬆？

。清蒸魚，鮮嫩訣竅

清蒸魚的三個條件：一是新鮮、二是火候、三是時間。魚新不新鮮，清蒸立刻見真章，其次是火候的掌控，大火、水開入鍋，蒸出來的魚肉才有彈性，窩在電鍋裡蒸，由於空間小、熱氣循環不足，只能算燜熟，由於蒸的過程不能掀蓋，以免蒸氣散發，所以計時很重要，一斤重左右的魚只需大火蒸十分鐘，每超過四兩增加二分鐘，以此類推，不但魚肉有彈性，口感、嫩度也恰到好處。

餐館的清蒸魚上桌前，都會在魚身鋪滿的蔥、薑、辣椒絲上淋一大杓熱油，蔥絲受熱後瞬間散發香氣，這也是清蒸魚最迷人的氣味，但其實那些熱油的量都太多了，我的改良作法是用少量油在鍋子裡燒熱後熄火，放入蔥薑絲爆香，然後挾出來鋪在魚身上，效果一樣，油膩感卻減少許多，剩下的油水再加入醬油、胡椒粉、少許酒和糖，煮勻後澆到魚肉上作為調味料，在此之前，除了洗淨，魚肉最好不要加

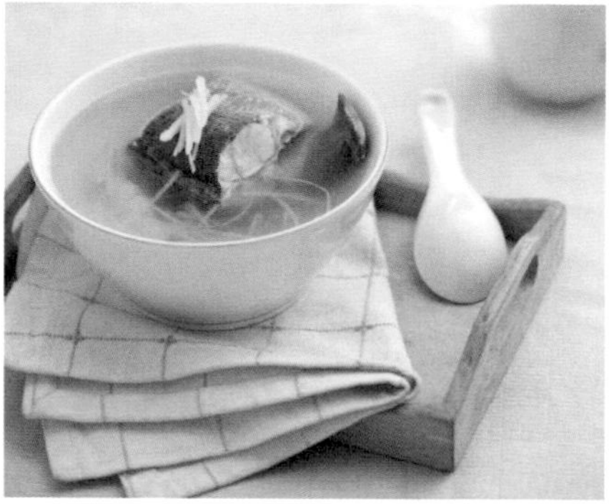
新鮮的魚肉煮湯，同樣風味絕佳。

任何有鹹味的調味料，去腥的蔥薑也要在蒸好後挾除，如此魚肉才鮮嫩。

一般來說，適合清蒸的魚，體型都不大，即使用的是海魚，也都是鄰近淺海的小型魚，更多是人工養殖的，如此更能掌握它的體型，兩者的區別是海魚的骨大、刺粗，淡水魚則是骨細、刺小，喜歡吃魚的人各有所愛，我認為只要新鮮，任何魚都有它的風味，以現代養殖技術之精進，不管什麼魚，都可以養殖出品質很好的魚種，何況清蒸之外，煎、炸、燒、烤、煮湯，也可以變換不同口味，品嚐不同的風味，生活在四面環海的台灣人，品嘗海鮮是很得天獨厚的。

遇見原味新美食

清蒸時鮮

材料

中型鮮魚1條（石斑、鮸魚、黑猴、黑鯛皆可）、蔥2支、薑5片、辣椒1支

調味料

1 酒1大匙、鹽1/2茶匙

2 酒1/2大匙、醬油2大匙、糖1/2大匙、胡椒粉少許

作法

1 請魚販在殺魚時，順便從背部片開，洗淨、拭乾水分後放入蒸盤，加入調味料❶，並鋪上二片薑和一支切小段的蔥，水燒開後放入蒸10分鐘。

2 將剩下的蔥、薑、辣椒分別切絲，並用冷水浸泡。

3 取出蒸好的魚，揀除蔥薑，並倒出湯汁。

4 燒熱兩大匙油後放入調味料❷和蒸魚的湯汁，澆在蒸好的魚上，最後鋪上蔥薑辣椒絲即可。

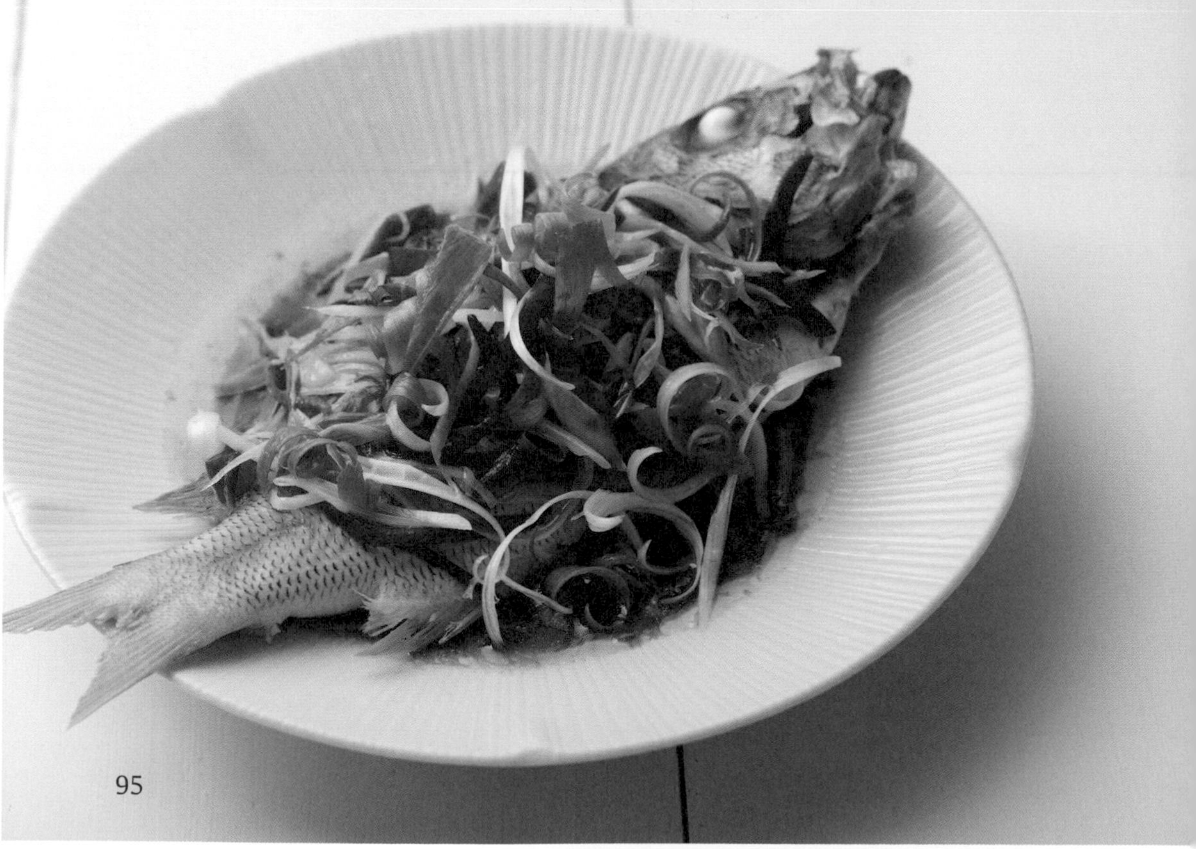

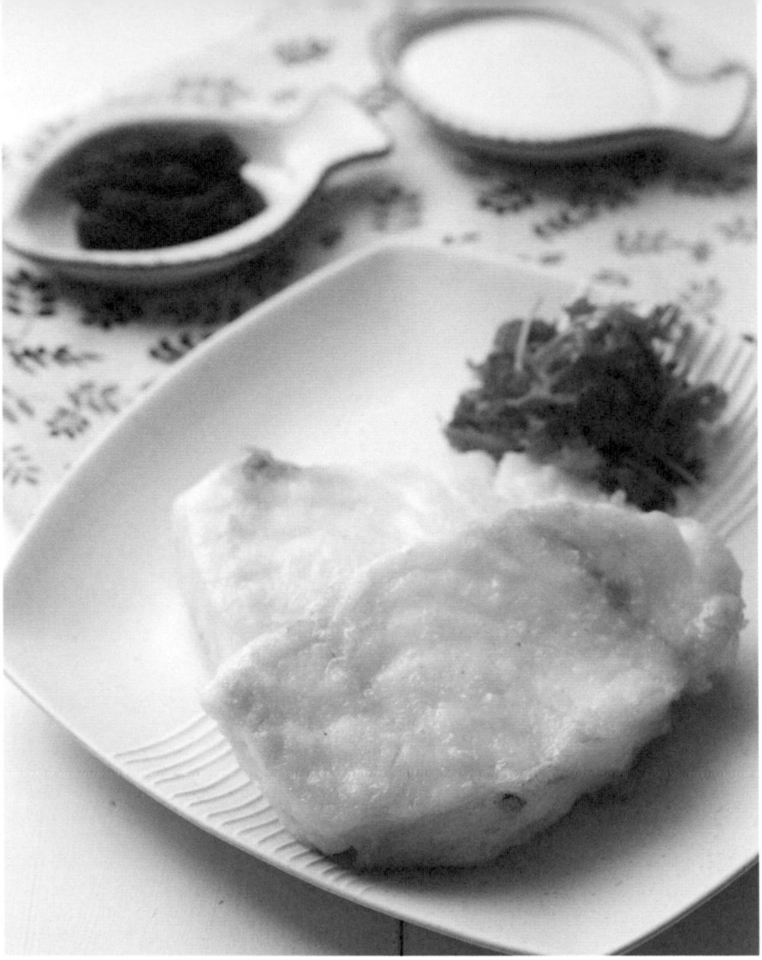

遇見原味新美食

雙味圓鱈

材料

圓鱈1片（約12兩）

調味料

1 酒1大匙、鹽1茶匙、胡椒粉少許

2 自製番茄醬（詳見第00頁）和優格醬各少許

作法

1 圓鱈去皮，剔除中間大骨，切成四等分小塊，加入調味料❶略醃。

2 平底鍋燒熱，放入少許橄欖油，在將醃過的圓鱈每片沾上少許乾粉後，入鍋煎熟、盛入盤內。

3 附上番茄醬和優格醬各少許，供魚肉沾食即可。

遇見原味新美食

乾煎肉鯽仔

材料

肉鯽仔魚4條

調味料

酒1大匙、鹽1大匙、白胡椒粉少許

作法

1 魚洗淨內臟、剪除魚鰭，加入酒和鹽醃10分鐘。

2 平底鍋燒熱，放少許油，將魚擦乾水分，放入煎至兩面金黃時撒入胡椒粉，即可盛出。

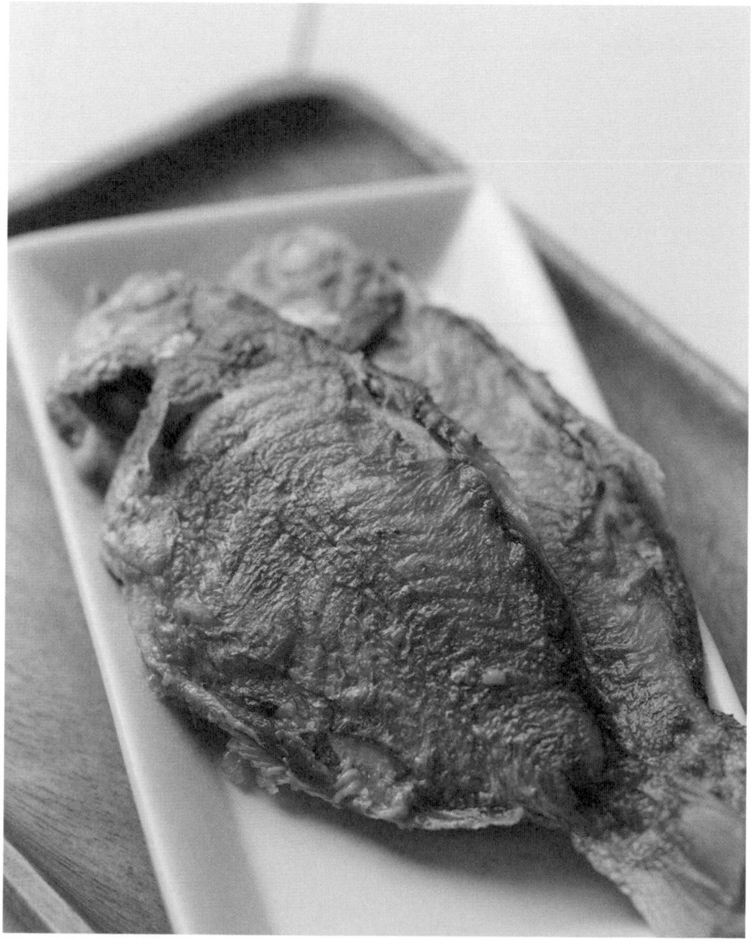

遇見海鮮新美食之③

品嘗貝殼海鮮的原汁原味

小時候住家右前方不遠的地方有一條從上游蜿蜒而來，又彎過岸堤、延伸而去的小河，除了平日在此洗衣服、洗菜之外，過年過節殺雞殺鴨什麼的，也都在此。

那個年代污染還不嚴重，因此河水非常清澈，緩緩流過，跟我們的生活緊緊相依，那時候連自來水都不夠普及，每家的食用水都要從最近的一處公家水龍頭各自挑回家，為了節省用水，所有洗滌用的水資源大都選擇河水，所以這條取之不盡用之不竭的河水，成了當年我們眷村人最重要的依賴。

河的另一邊是一排青蔥蓋頂的竹林，到了晚上因風搖曳的身影總讓人有鬼影幢幢的感覺，而冬天呼號的北風又吹得格外蕭瑟，夏天則是涼風習習，像頂了把大傘似的蔭涼，到了下午，河水讓太陽晒得溫熱，附近的男孩子們便一個個穿著短褲跳到水裡游泳、打水仗，女孩子很少混在其中一起玩，但我們會到河裡摸蜆。

趁著大人睡午覺，鄰居同伴相約各自拿著家裡的小臉盆到河裡去，當時的河很容易就能摸到蜆，大家一邊玩˙邊摸，一個下午就能摸到足以讓晚餐加菜的量，只是摸著摸著免不了褲子也濕了，女生不能像男生脫光了衣服游泳，但是穿著褲子泡在水裡還滿涼快的，有時還故意泡濕呢，真是應驗了台語俗諺：摸蜆仔兼洗褲。

我們吃蜆大都是加點蔥薑蒜炒，台式吃法則加辣椒、九層塔，後來看當地客家人用醬油蒜頭醃，大家也跟著學，偶爾用薑絲加點酒煮清湯，大人們說這樣吃可以治肝病，看見有人臉色蠟黃就勸他吃點薑絲蜆湯養肝，長大後才知道坊間賣的蜆精其實就是濃縮的蜆湯罷了，我們那時候吃蜆從來都不是買的，只要到河裡撈就有，可惜隨著環境變化，不但蜆越來越少，連河水也逐漸乾涸了，現在的蜆都是養殖的，摸蜆的經驗對現在的年輕人來說，根本不存在。

外型相近的貝殼類食物還有蛤蜊、海瓜子、西施舌、血蚶，吃法也都不外乎炒或醃，但由於生長環境不同，口感和保存法也不同，蛤蜊和海瓜子的體積比較大，生長在海域接近沙灘的地方，西施舌和血蚶大都是養殖的，各有不同的美味，但是蜆生長在淡水、其他是海水，而且體內都有沙，因此烹調之前先吐沙是不可少的動作，否則吃在嘴裡出現細沙可不好。

◦吐沙&烹調訣竅

貝殼類吐沙首先要泡水，但不必整個淹過，最好露出一些，泡蜆用清水就可以了，但是泡蛤蜊和海瓜子一定要用鹽水，而且是比較鹹、類似海水的濃度才能達到效果。

炒蛤蜊或海瓜子的時候，只要爆完辛香料就可入鍋，馬上淋酒、蓋上鍋蓋燜，張殼了就起鍋，如果一直翻炒，反而不容易張口；至於西施舌，直立式的排在碗裏或平放在盤子上，鋪上薑絲、淋點酒，清蒸五分鐘就大功告成，每年的四月到九月是貝殼類海鮮最肥美的時候，自己做一點也不難，可以盡情盡興品嚐這些貝殼海鮮最簡單的原汁原味。

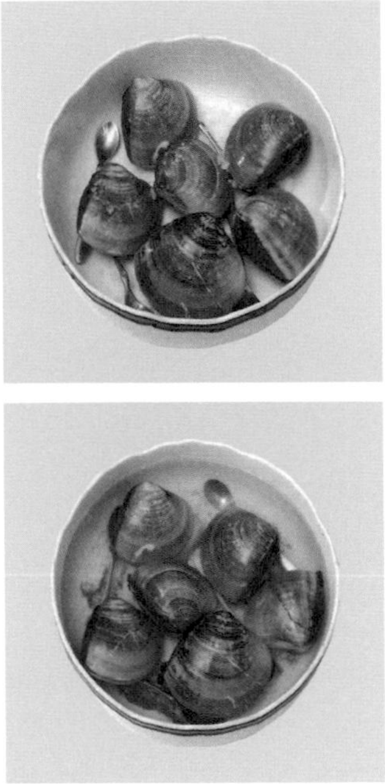

蛤蜊料理前一定要吐沙乾淨。

遇見原味
新美食

蛤蜊絲瓜

材料

圓筒絲瓜1條、蛤蜊1/2斤、嫩薑1小塊

調味料

鹽1茶匙

作法

1 將所有調味料放鍋內，並放入八角燒開。

2 鍋中放1大匙油，先炒薑絲再放入絲瓜，並加鹽調味炒勻。

3 加入蛤蜊後蓋上鍋蓋燜3分鐘，打開見蛤蜊已張口，即半炒勻盛出。

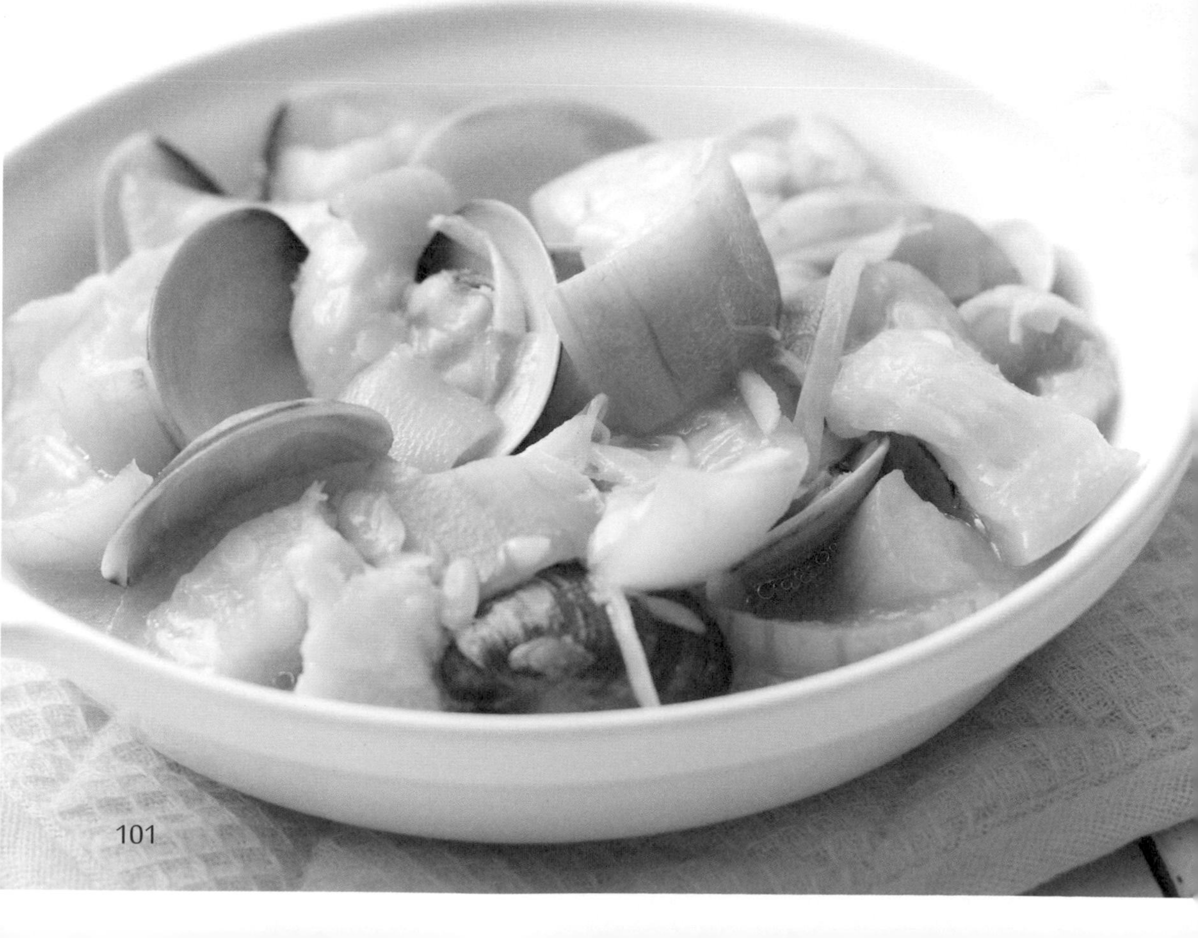

遇見原味新美食

自製蜆精

材料

黃金蜆1斤、老薑2片

調味料

米酒1大匙

作法

1 先將蜆浸泡清水吐沙，然後洗淨，放入容器內。

2 加入米酒和薑片，並以清水淹覆至三分之二。

3 平放入電鍋，外鍋加水一杯半，蒸至開關跳起時取出，撿除薑片、濾出湯汁即成。

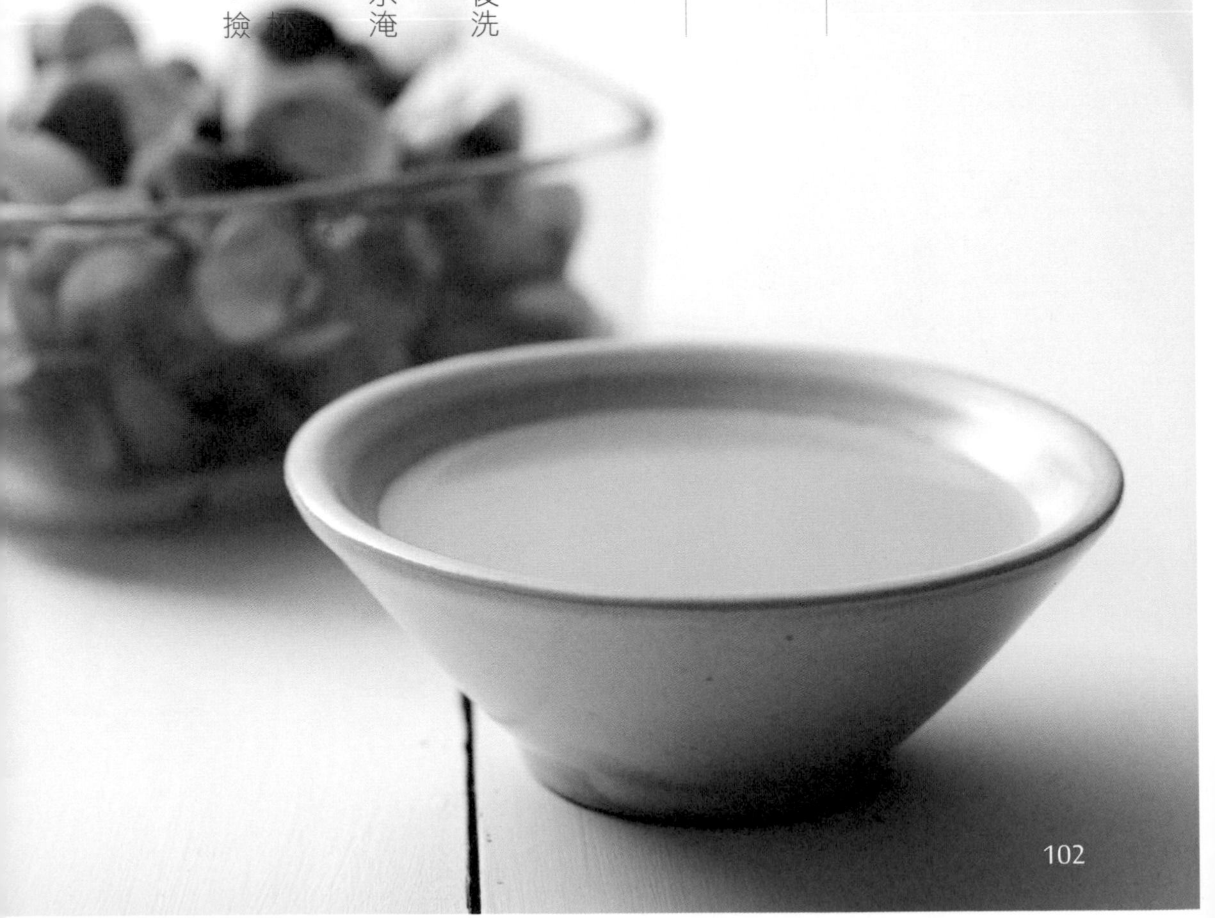

遇見海鮮新美食之4

吃蝦別瞎吃

菜場上，賣蝦的攤子每隻蝦看起來永遠都那麼新鮮：外殼明亮、肉身緊實，其實很多都是藥水泡出來的效果，如果不小心被刺到很快就紅腫、過敏的，那更是泡過藥水無疑，這種蝦對體質敏感的人來說，吃完馬上發癢，嚴重的還會出現疹塊，所以我幾乎只買活蝦，或訂購無毒蝦。

市面上蝦的種類很多，隨著不同季節，台灣幾乎四季都吃得到不同的蝦子，例如箭蝦、蘆蝦、白萩蝦這些常見的蝦之外，養殖的草蝦、體型較大的明蝦、龍蝦、以及胡椒蝦專賣店出現的進口長臂蝦、螯蝦等等，價格不同、口感也不同。

以往只要有機會到香港，我必定會到中環一家法式餐廳吃他們著名的龍蝦料理，那是我吃過最好吃也最鮮美的口味，在台灣吃龍蝦的機會大都是喜宴，水煮後切片鋪在生菜絲上，然後淋上大量美乃滋，只是凸顯酒席的價值而已，因為經過冷卻浸泡的龍蝦老實說毫無鮮味可言，還不如廣東館的蔥薑焗龍蝦風味足。

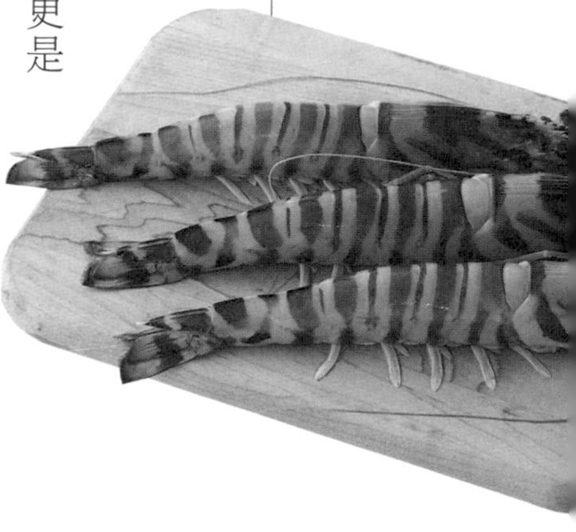

。烹調要領

其實不管龍蝦怎麼吃、在哪兒吃，價格都不斐，而喜歡吃蝦的人有很多選擇，尤其一些體積雖不大，但新鮮度高的小型蝦，無論價格、口感或烹調方式都更實惠，雖然蝦的烹調方式很多，但最簡單的莫過清蒸或川燙了，前後大約五分鐘的時間就可以起鍋大快朵頤，而且可以吃到最鮮甜的原味。

烹調越繁瑣、調味料用得越多的菜越喪失營養和風味，海鮮更是如此，簡單的清蒸或川燙就可以熟成的各種海鮮，只要食材夠新鮮，根本不需要花太多時間和調味料就可以享有美味。

吃帶殼的蝦有剝殼的情趣，不帶殼的蝦仁則是吃起來更方便更優雅，江浙菜的龍井蝦仁和炒蝦仁是所有蝦仁料理中最清爽也最優質的，除了配料和調味料用得少，蝦仁的質感更是嚴格，正確是要用河蝦，用新鮮蝦剝蝦仁已屬不易，體積小的河蝦要剝殼更是辛苦，必須小心維護蝦肉的完整，因此這道菜的售價非常高，看來其中還包括工錢吧，但是這種蝦仁的口感非常清甜，但有些餐廳為了省錢也省工，就改用一般蝦仁代替，口感完全不同，只是一般人沒有比較未必都能察覺。

越新鮮的蝦越不好剝殼，菜場的蝦仁說是現剝，其實都是挑一些新鮮度比較差、甚至掉頭爛殼的先剝，而新鮮度不足的蝦吃起來又彈性不足，因此有些蝦仁就會泡硼砂來美化口感，讓炒出來的蝦仁脆口，但是毫無鮮味可言，於是餐廳便利用重口味的調味料來掩飾，因此凡是加有番茄醬、辣豆瓣醬、甜辣醬或任何醬料調味的海鮮，不管是蝦仁或其他菜餚我從來不吃也不做，因為嚐到的都是醬料的味道，而不是食物的原味。

◦保鮮要領

買回來的蝦一定要先用水沖洗外殼，尤其一些經過解凍的蝦，都是經過藥物處理過的，多沖水可以減少附著在外殼上的藥物殘餘，能當天買當天烹調最好，如果不能馬上做菜，千萬不要先剝殼，用塑膠袋或容器裝好，並且加水一起冷凍（圖1），要用時再取出退冰（圖2）。

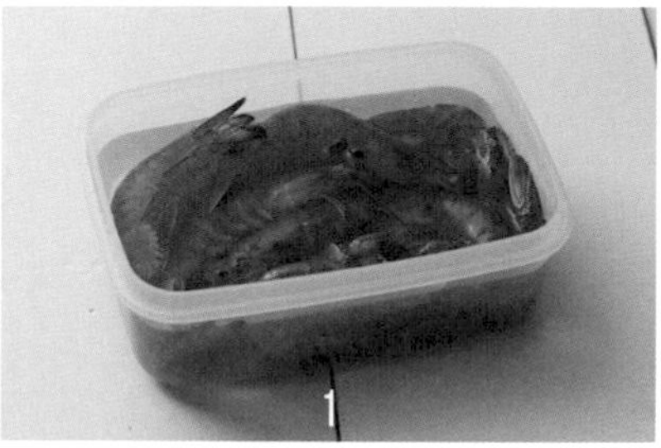

取容器加水冷凍保鮮。

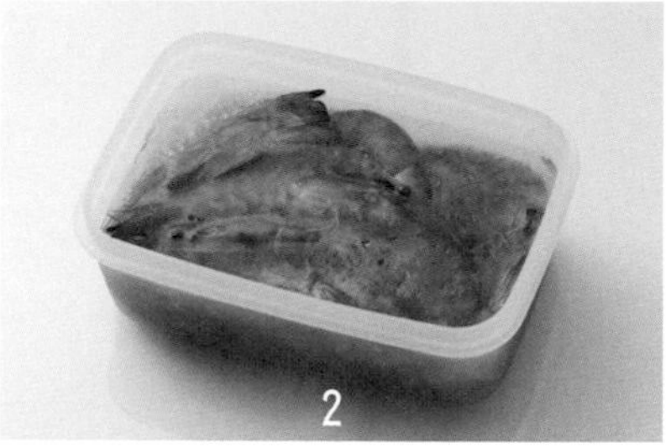

要用的時候取出退冰。

中國人常說：見頭三分補，蝦頭內的蝦膏有人更是當成菁華，其實它的膽固醇含量也最高，所以能不吃還是少吃，如果覺得丟掉可惜，可以先扭下來，用乾鍋炒香，或用烤箱烤過後加點薑片和酒熬成高湯，這可是廣東館鮮蝦麵和鮮蝦餛飩的秘密湯頭呢。

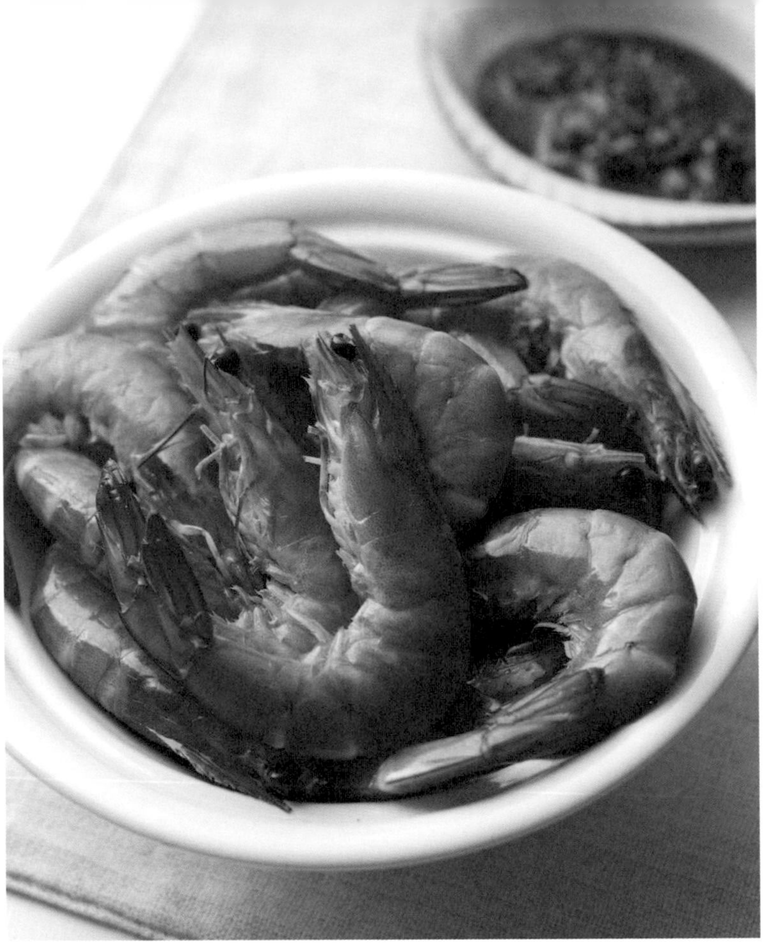

遇見原味新美食

白灼鮮蝦

材料

鮮蝦10兩（活蝦、白蝦、蘆蝦皆可）、蔥1支、薑2片

調味料

1 酒1大匙、鹽1茶匙

2 自製番茄醬（詳見第xx頁）3大匙、洋蔥丁2大匙、蒜茉、香菜末少許

作法

1 先剪除蝦的鬚足，並挑除泥腸後洗淨，水半鍋燒開，加入蔥薑和調味料❶後，放入處理好的蝦燙熟、撈出。

2 剝除蝦殼後排入盤內，中間放上拌勻的調味料❷沾食。

遇見原味新美食

青豆蝦仁

材料

新鮮豌豆仁4兩、活蝦1斤

調味料

1 蛋白1大匙、鹽1/4茶匙、白胡椒粉少許、玉米粉1茶匙

2 酒1大匙、鹽1/2茶匙

作法

1 蝦剝殼取蝦仁，挑除泥腸後洗淨、拭乾水分，拌入調味料❶略醃。

2 豌豆仁洗淨，先用開水加少許鹽川燙過撈出、沖涼備用。

3 用2大匙油炒散蝦仁，然後加入豌豆仁同炒，並加入調味料❷，炒勻即盛出。

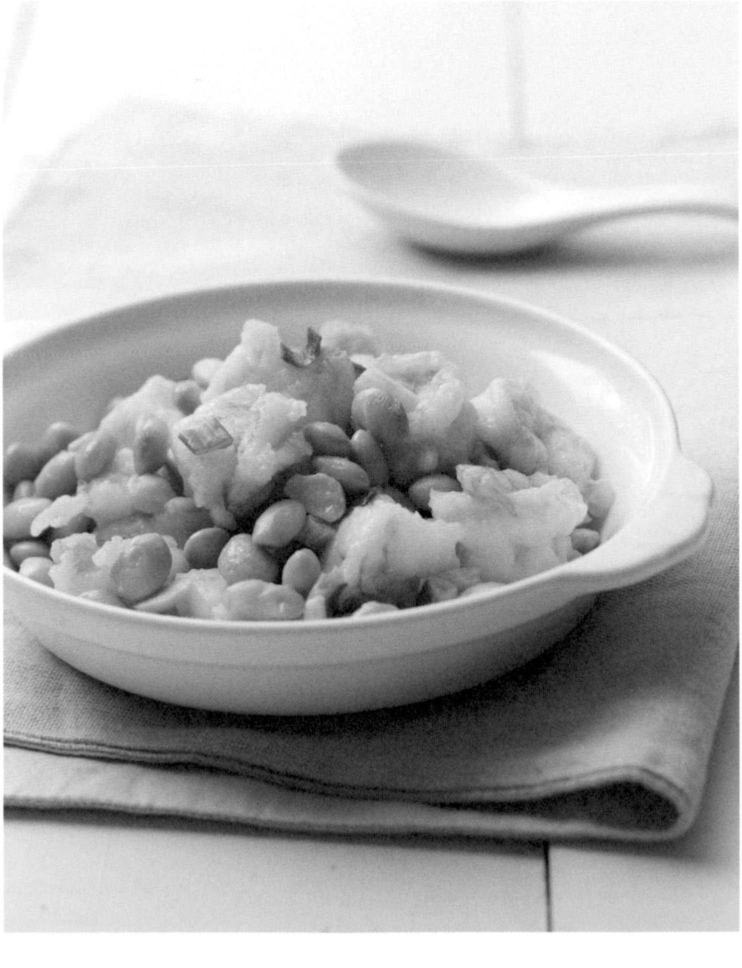

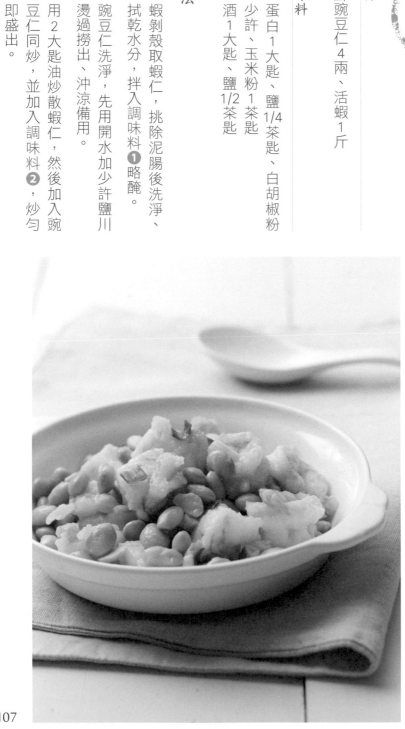

遇見海鮮新美食之⑤

蟹天蟹地吃螃蟹

有一年深秋的時候我去上海看朋友，那時正是大閘蟹的季節，離開前硬是請朋友的司機幫忙買來十幾隻大閘蟹跟朋友一家狠吃個夠，朋友家的司機是上海人，從小慣吃慣買的特別會挑，大閘蟹的個頭不大，但只要季節對了又挑得好，隻隻都是膏滿肉實的非常好吃。

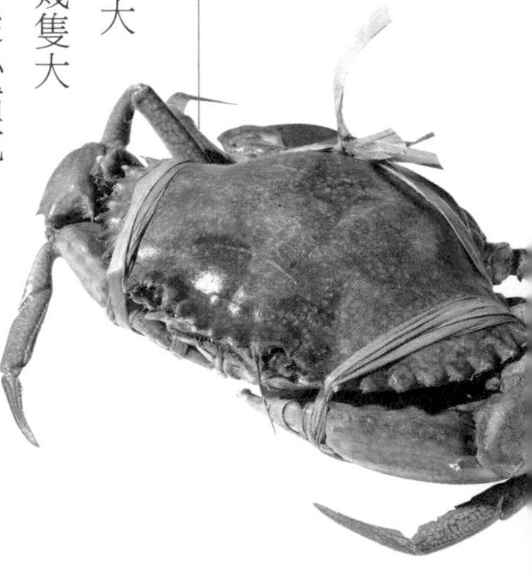

每年中秋過後，就是菊黃蟹肥的季節了，各種螃蟹紛紛上市，俗話說秋風緊蟹兒肥，一直到農曆年前都可以吃到肥美的大螃蟹，饕客們的口訣是：九月團臍十月尖。團臍指的是母蟹，尖是公蟹，也就是說九月時母蟹充滿蟹黃最好吃，十月之後的公蟹膏脂豐厚又是不同的美味，但我個人喜歡吃公蟹，反而對母蟹的蟹黃沒那麼感興趣。

台灣四面環海，所以各種魚貨海鮮都非常豐富，螃蟹的種類也多，大閘蟹、青蟹、紅蟳都是人工養殖蟹，海蟹則有梭子蟹、花蟹、三點蟹，各有不同風味，吃法上除了清蒸還有醬爆、焗炒，台菜館還有酥炸和加了大量九層塔炒的吃法，各個菜系都有拿手的料理方式。

吃蟹不僅是雅事，也是豪邁的事，更是花大錢的事，文人雅士藉著吃蟹賞菊飲酒寫詩，所以才留下那麼多跟蟹有關的詩句，都是靠著美酒美食催化的，一般人如果約上三五好友一起吃螃蟹也是非常開心的聚會。

。優雅品蟹有一套

由於螃蟹的體小、殼厚、爪多，所以吃起來不像其他海鮮可以三兩下入口，而是需要較長時間的慢舔細吮，而自剝自食的過程就是吃蟹的最大樂趣，但無論大閘蟹還是青蟹、紅蟳都不便宜，所以請吃一場螃蟹宴，花費上萬是很平常的事，如果都是同好，一起分享箇中滋味，也是生活中難得的雅興。

我以前還在教烹飪的時候，有一次做到螃蟹時說：螃蟹性寒，所以一定要有薑，居然有學生問我：妳怎麼知道「它姓韓？」……其實所謂「性寒」是本省人講「冷底」的意思，對一些體質比較弱的人容易傷胃，即使一般人也不適合多吃，充其量一到兩隻已是極限，還要搭配燒酒和薑湯來中和。

吃螃蟹一定是人到齊了才開始蒸，還要準備磨細的薑末和紅醋沾食蟹肉，蒸好的螃蟹趁熱吃才鮮美，為了專心品嚐螃蟹的美味，主食除了螃蟹不會另外準備菜餚，頂多擺幾疊小菜在等待過程中開胃即可，如果嫌不夠飽足，倒是可以準備點熱粥，粥的內容可以是其它海鮮，也可以用肉粥，但是吃完螃蟹，喝碗薑湯非常重要，為的是去除寒氣，防止傷胃。

[薑湯]

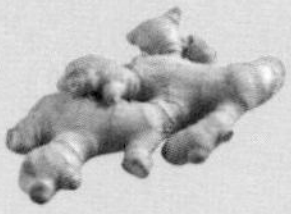

材料

老薑 1 支（約 4 兩）

調味料

黃砂糖 3 大匙、紅糖 2 兩（約 1 杯）、水 4 杯

作法

1 老薑洗淨，連皮切片放入鍋內。

2 加入所有調味料燒開，改小火煮 10 分鐘，然後熄火、撈出薑片即成。

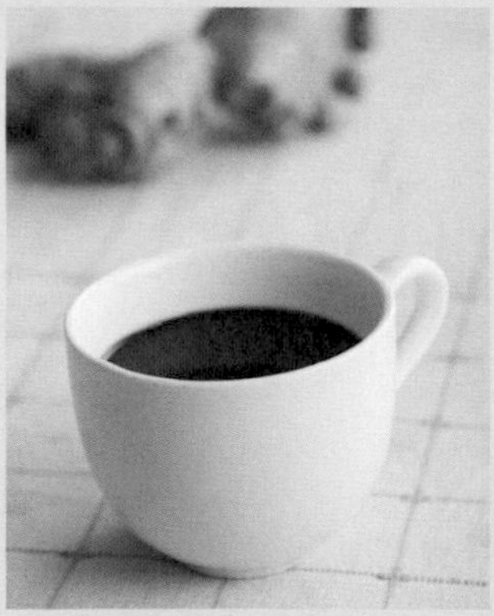

要想螃蟹吃得輕鬆、優雅，準備一套好用的工具是必須的，包括剪刀、鉗子、挑子，避免直接用牙咬，只要能將殼掀開，剝出來的蟹肉都能吃，只有蟹蓋內靠近眼睛下方，有一小塊三角形的東西是蟹的砂囊，絕對不能吃，除了沙還有細菌，吃了會拉肚子，務必挑除。每一種蟹都有不同的口感與風味，除了要煮熟，還要注意不能多吃，對於預算不多，或是只想淺嚐的人，用螃蟹煮粥也是非常鮮美的佳餚，挑選任何一種蟹都行，小的用兩隻，大沙公或紅蟳一隻就夠了，洗淨剁塊後煮在粥裡，撒上香菜、胡椒粉、鮮美無比，也是值得一試的美味。

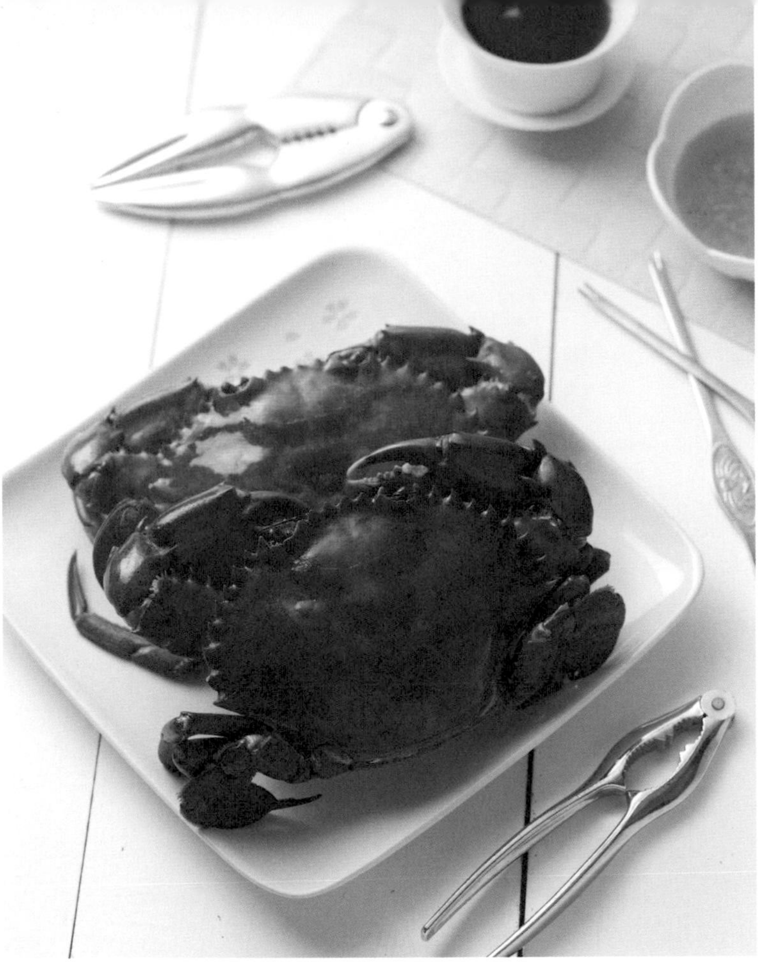

遇見原味新美食

清蒸蟹

材料

大閘蟹2隻、老薑1小塊

調味料

1 酒2大匙
2 薑末1大匙、鎮江醋1大匙

作法

1 大閘蟹洗淨，老薑切片鋪在上面，並且淋酒，水燒開放入蒸15分鐘。
2 將調味料❷調勻，做成沾料。
3 取出蒸好的蟹，附上沾料及工具即可食用。

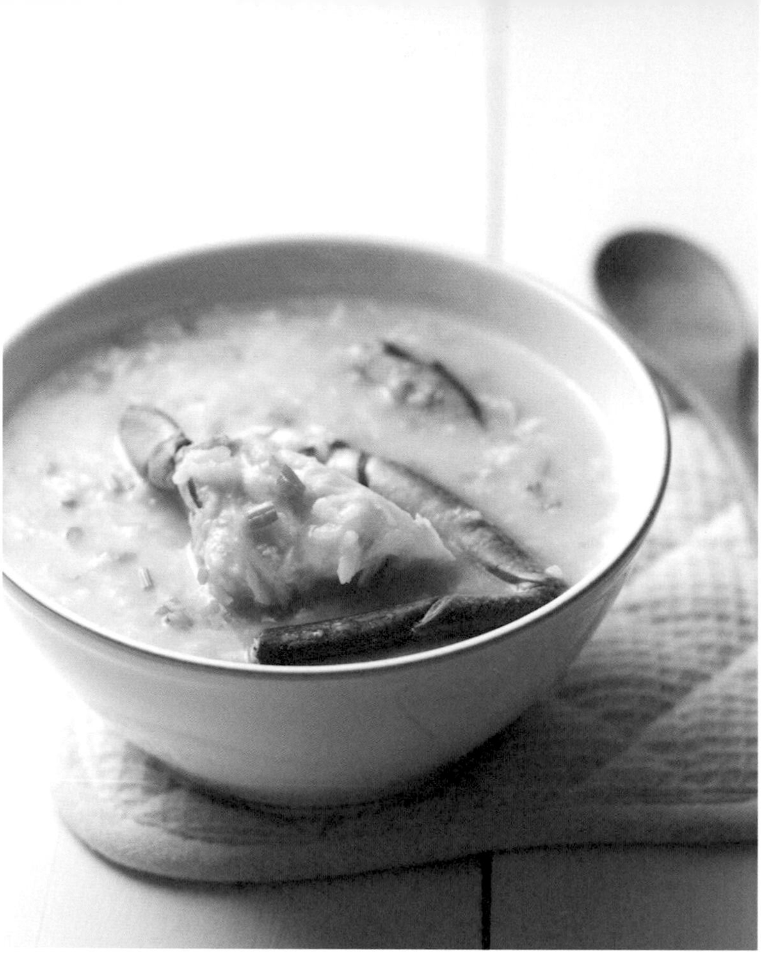

遇見原味新美食

鮮蟹粥

材料

處女蟳1隻、薑1小塊、白米1杯、芹菜1棵。

調味料

鹽1大匙、白胡椒粉少許

作法

1 白米洗淨，加水8杯浸泡10分鐘，薑切片、芹菜洗淨切末。

2 將白米放爐火上燒開，改小火煮粥。

3 處女蟳洗淨、剁小塊，待米粒熟軟時，放入粥內，並加薑片同煮。

4 約10分鐘後揀除薑片，加入調味料❷及芹菜末，即可熄火盛出食用。

Part 4

遇見蔬果新美食

滿口 菜根香

遇見蔬果新美食之①

當令現摘鮮嫩好菜

住家附近的菜場，除了固定攤位之外，還有許多流動攤販，尤其是賣蔬菜的攤子，有很多來自郊區或鄰近縣市的菜農或果農，雖然他們提供的品項和數量不多，這跟他們種植的面積有關，但是產品都是當天現摘、而且隨著季節供應最當令的瓜果葉菜，這種當地、當令的條件，比起固定商家大量批發而來的品質更受都會買菜族的喜愛與信任，所以生意一向不惡。

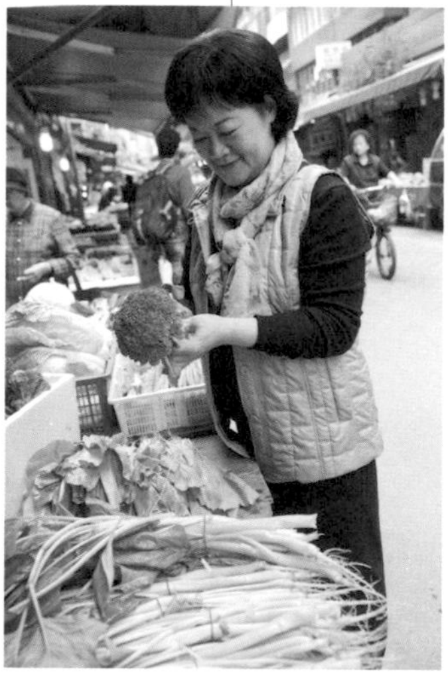

。選購要領

現代人都注重養生，為了健康、長壽，對飲食的要求都很重視、也捨得花錢，再貴都願意買來吃，所以近年興起的有機、生機、無毒食品才賣得超貴還是生意興隆。其實任何食材只要當地、當令，新鮮度就是保障，像這些農家的青菜，他們自己也吃，所以不會大量使用農藥，偶爾出現菜蟲咬蝕的痕跡，品質還是比較放心，而且價格比起有機店便宜得多，對消費者而言比較實惠。

這些農家直銷的蔬菜，大都清晨三、四點採收，有時葉片上還帶著露水，甚至連菜根上的土都未處理乾淨，新鮮當然沒問題，但不表示可以生吃，有些農民建議用生吃來品嚐蔬菜清香的原味，固然是宣示他對自家產品的信心，但生吃是有疑慮的，不如洗乾淨後，用鹽水川燙，然後沾芝麻醬吃，或是快火清炒，同樣可以享有蔬菜清爽鮮嫩的口感，除非用作生菜沙拉，那也必須注意清洗。

。清洗&保存

根莖蔬菜還可以削皮，葉片蔬菜只能靠不斷換水清洗，而且最好用流動水，花菜類洗完用鹽水浸泡一下再入鍋，都是比較安全的清洗程序。還有一定要先洗再切，不要切了再洗，以免營養流失，炒綠色蔬菜時先放鹽，炒白色蔬菜後放鹽，都是些小技巧，卻是保住營養、享有最佳風味必須注意的細節。

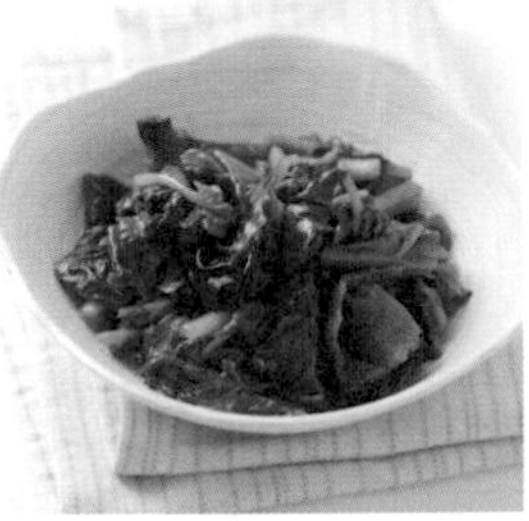
炒綠色蔬菜時先放鹽

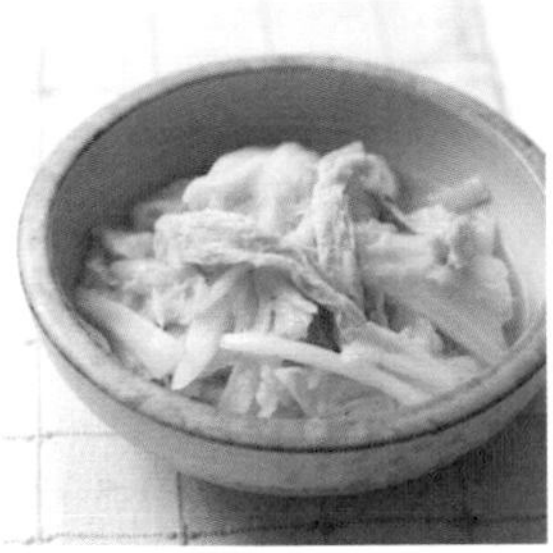
炒白色蔬菜後放鹽

蔬菜的保存不像肉類、海鮮可以直接冷凍，蔬菜冷藏的時間葉片類又比根莖類的時間短，根莖蔬菜可以用塑膠袋裝，葉片蔬菜最好用報紙包，而且是不會有油墨脫落的紙，時間盡量不要超過三天，任何新鮮蔬菜按需要量採購，買了盡快吃完，才是保鮮和嚐鮮最好的方法。

港式茶樓有一道焗烤的奶油白菜很受歡迎，濃郁的奶油糊跟炒軟的大白菜混合，再鋪上厚厚的起司，不但美化了單調的蔬菜，也豐富了充滿奶油味的口感，我早年也很喜歡吃，而且還經常自己做，這是道典型中菜西吃的菜色，本來中國人吃青菜不是炒就是川燙，只有厚實的根莖類才紅燒或煮湯，內容非常單一，經過烹調的蔬菜也仍保有清爽，而西洋人吃青菜更簡單，就是沙拉，這道焗烤是廣東菜師傅創意出來的，廣東是最早開放與外國通商的大埠，接觸西方文化比較早，因此飲食也較早西化，為了迎合往來外商的口味，也讓當地人習慣洋食，所以便創出一些中菜西吃的烹調方式。

這種將青菜覆蓋上奶油糊或撒上起司焗烤出來的風味，大部分人都能接受，剛開始吃會覺得味道不錯，其實熱量驚人，我自己在炒奶油糊的過程就非常清楚，奶油的比例相當高，因為這樣才香，可是吃到的全是奶油和起司的味道，大白菜的風味反而不明顯，而當味覺已經習慣清淡之後，對這樣的吃法便覺得油膩，所以現在我幾乎已經完全不吃了。

但一般人都以為生菜沙拉是最清爽、健康的蔬菜吃法，就蔬菜本身來說，它的熱量的確比較低，含有大量纖維素，但是沒有經過烹調的蔬菜其實沒什麼味道，甚至有些蔬菜是需要經過烹煮才能釋出某些營養成分的，但是為了好吃，生菜沙拉便需要添加醬料作為調味，油醋醬的熱量還比較低，但是千島醬、沙拉醬這些濃郁醬料的熱量甚至超越米飯，這樣的實質效益便要存疑了。

我一向不喜歡生食，包括生魚片，再新鮮、再高檔嚐過的次數都很有限，生菜沙拉則是選擇性的接受，除非有註明產地的有機蔬菜沙拉吧，一般西餐廳附的沙拉則是上菜之前就告知不要了，怕的是清洗不乾淨以及放置空間不衛生，既然外食不可避免，對於食物更要有所取捨。

◦油水炒青菜，安心健康吃

生菜如果未經加熱，一般人便以為營養保存最完整，卻忽略了可能殘存的農藥和細菌，其實經過加熱烹煮的蔬菜並不會造成營養流失，反而口感更好，而減少油脂的方法，我都用油水炒的方式，來達到青菜煮熟但口感仍然清爽的效果，所謂油水炒，就是鍋中先放入少許油燒熱，然後放入蔬菜略拌，隨即加入少許清水，讓油水會合後產生的熱氣使蔬菜熟軟。

傳統大火熱油炒菜的方式，很容易逼出蔬菜本身的水分，導致炒好的青菜流出一盤子的水，青菜本身反而乾縮，油水炒卻能讓蔬菜油潤但不油膩，對於擔心吃入太多油脂的現代人來說，是非常健康又好吃的烹調法，對做菜者而言，也是最不會產生油煙的方式，不用擔心吸入油煙影響健康，也無須煩惱做完菜後的廚房清潔。

遇見原味新美食

木耳炒菠菜

材料

新鮮木耳3片，菠菜1把（約5兩）

調味料

鹽1茶匙、清水1/2杯

作法

1 木耳洗淨、用手撕小片，菠菜洗淨切小段。

2 鍋燒熱，放2大匙油先炒木耳，再放入菠菜同炒。

3 加入調味料後蓋上鍋蓋，湯汁收乾即可盛出。

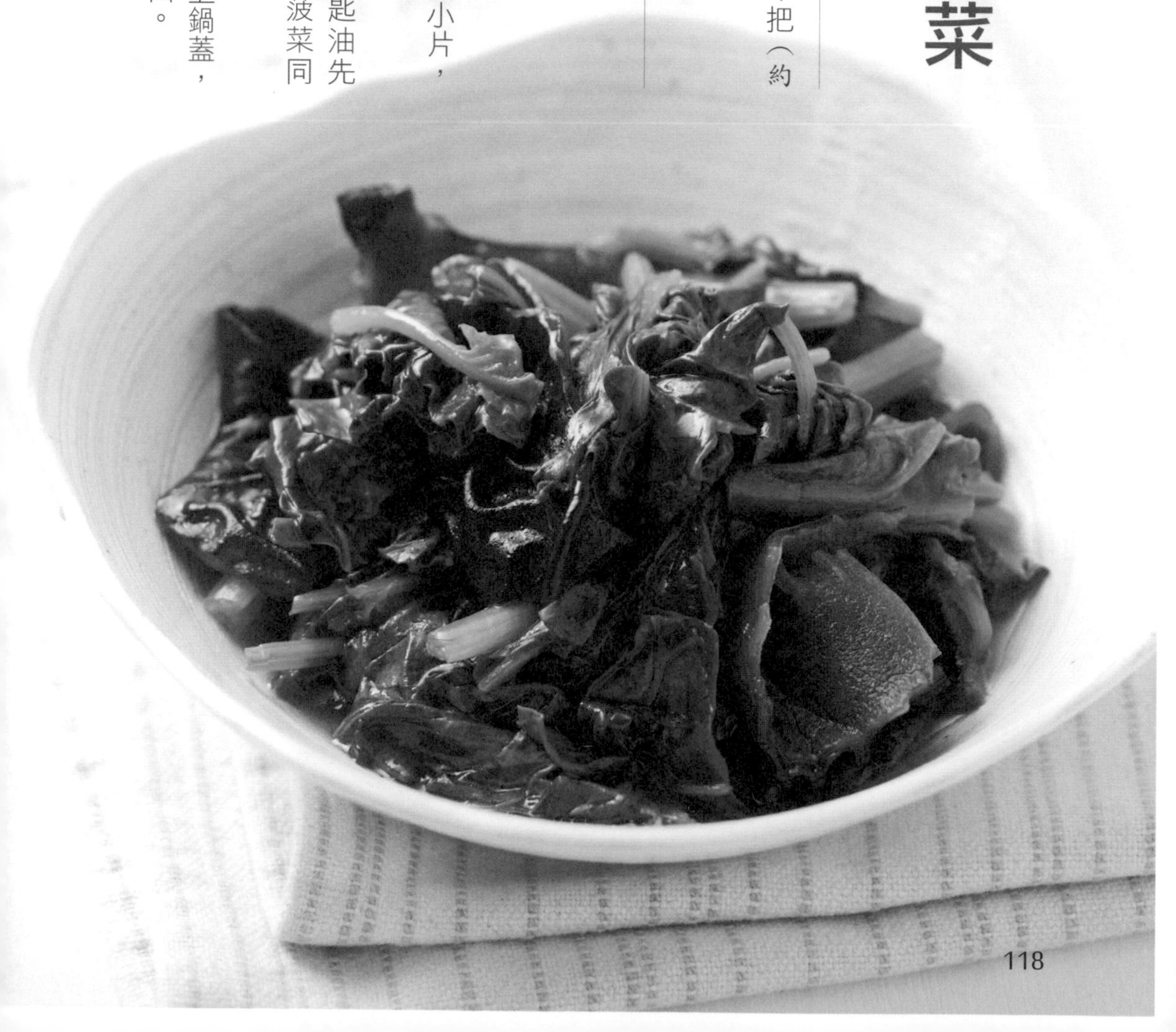

遇見原味
新美食

豆包白菜

材料
炸豆包2片、大白菜4片

調味料
鹽1茶匙，水2大匙

作法

1 大白菜洗淨、切寬條，豆包切條。

2 鍋燒熱，放2大匙油，先炒白菜梗，稍軟再放入白菜葉和豆包，加少許水拌炒後，蓋上鍋蓋。

3 待熟軟再加鹽調味，炒勻即可盛出。

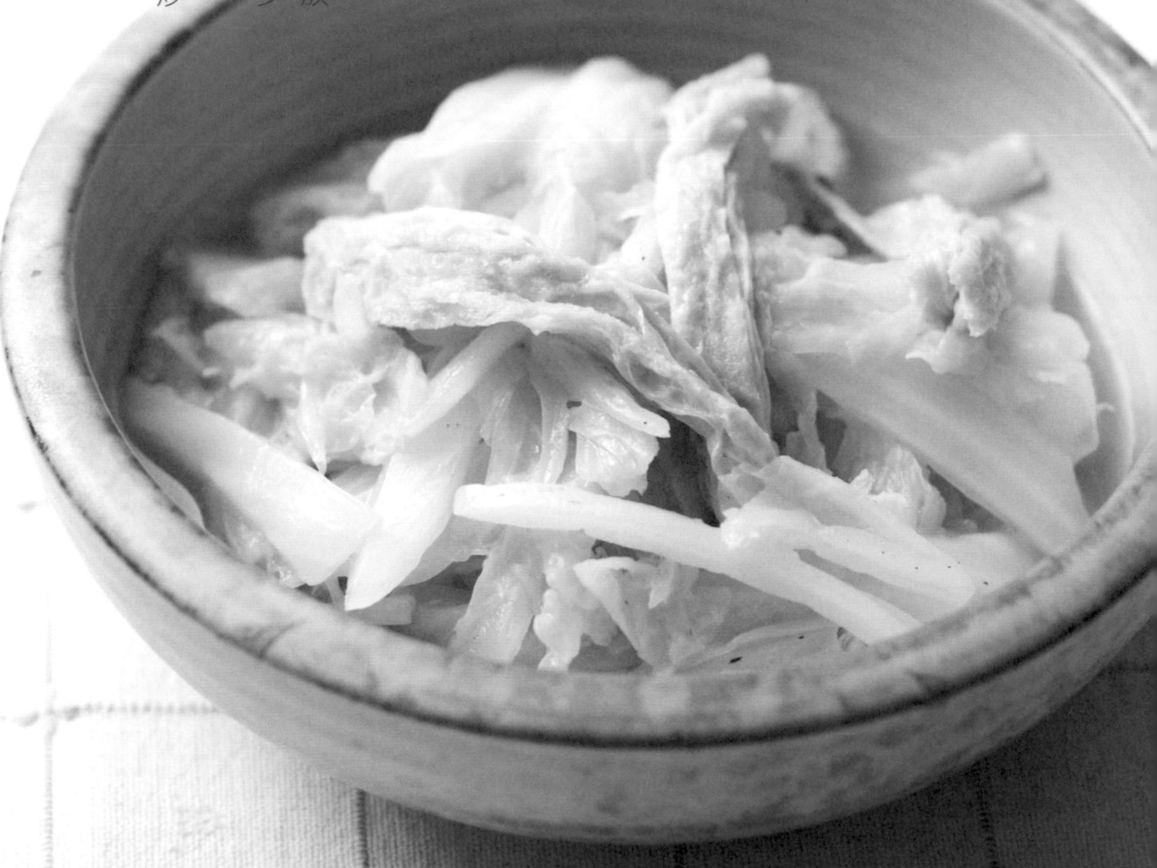

遇見蔬果新美食之②

物美價廉又健康的根莖瓜果蔬菜

根莖蔬菜，顧名思義就是長在地底下的蔬菜，如蘿蔔、馬鈴薯、甜菜根、牛蒡、山藥、芋頭、洋蔥等等；特色是耐放，不像葉片蔬菜必須在三兩天內吃完。

新鮮蘿蔔、**甜菜根**只要切除蒂頭，就可以放冰箱冷藏一星期；**牛蒡**、**山藥**用報紙包好，冷藏可以放置十天；至於含澱粉質高的**馬鈴薯**、**芋頭**，只要放在陰涼的地板上，可以減少水分，讓口感更乾鬆；**洋蔥**則是裝在網袋內，掛在通風的地方即可保存兩星期左右。因此這些蔬菜都是不受天候影響、也不占冰箱空間的蔬菜，每當颱風天或豪雨季節，更是菜價波動最小的品項，家裡隨時備有其中一兩項，即可應付不時之需，可說是最物美價廉的救急食材。

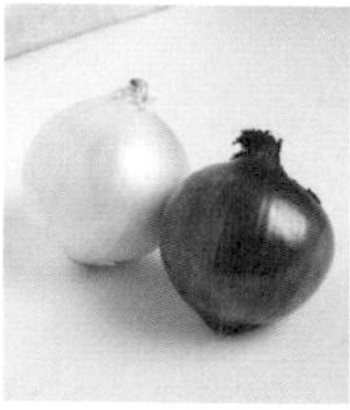
• 洋蔥

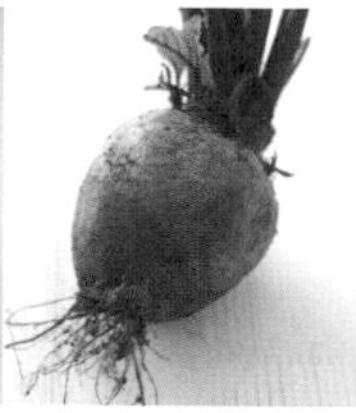
• 甜菜根

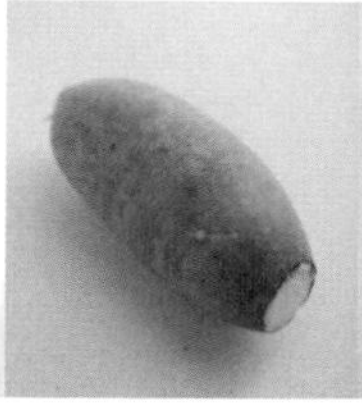
• 山藥

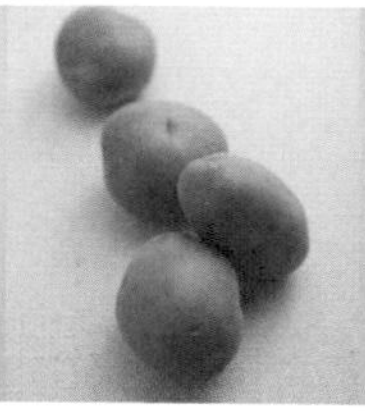
• 馬鈴薯

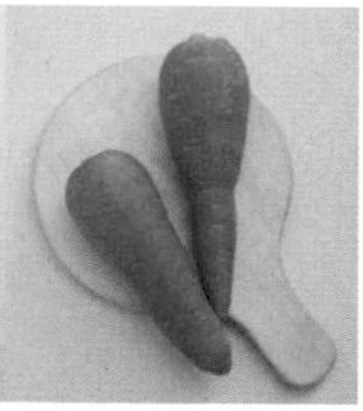
• 紅蘿蔔

蘿蔔

在諸多根莖蔬菜中，我對蘿蔔和洋蔥特別有好感。

蘿蔔被稱為窮人的人蔘，冬天是盛產季。**紅蘿蔔**除了做菜，也是榨果菜汁的原料之一；**白蘿蔔**雖不用來榨汁，吃法卻最多，搭配也最廣，它可以燒肉、燒魚、煮湯、炒肉絲或素燴，或者切絲、切片或切條後曬乾，還可以做更長時間的保存。

洋蔥

洋蔥不但可以軟化肉質、釋放天然甜味，價格更是根莖蔬菜中最便宜的，用它紅燒、煮湯、熱炒、涼拌，都各有不同風味，並且含有豐富的維他命C及鈣、磷，少量的鐵、鋅、維他命B群及硫化物等物質，也是目前所知唯一含有前列腺素A的蔬菜，而這種腺素可疏通血管、降低血壓和血液粘稠度，有明顯降血脂、防止高血壓的作用，可以說**洋蔥**是非常保健的根莖蔬菜。

瓜果

另外，夏天是**各種瓜類**的盛產季，所以七月也稱為瓜月，只是現在的南瓜、苦瓜、冬瓜經過改良後，體積已然袖珍許多。

記得小時候住在眷村，每家的院子、牆角、只要有一小方空地，就可以栽種各種瓜苗，然後插上幾根竹籬，讓瓜藤順著竿子蔓延，體積比較重的冬瓜、南

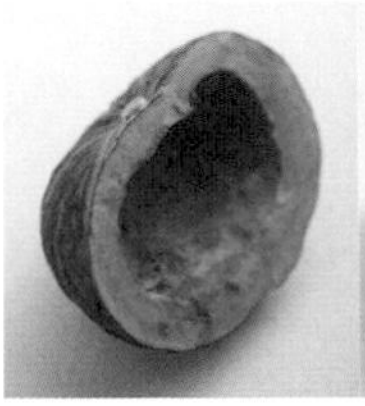

• 南瓜

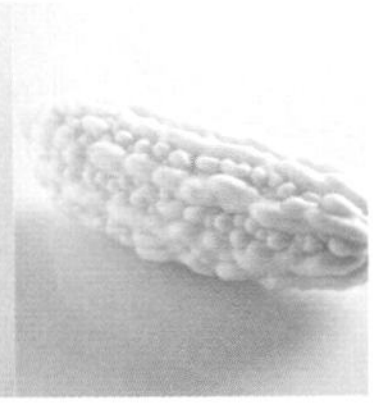

• 苦瓜

瓜就直接長在地上，絲瓜、苦瓜、小黃瓜這些比較小型的瓜，有些掛在竹籬上，有些垂吊在瓜棚下，院子大的人家還會搭瓜棚，當茂密的瓜葉蓋滿棚架，就會遮出一片蔭涼，小孩子在底下穿梭、遊戲，吃晚飯時，如果屋裡太熱，還可以把餐桌搬到院子裡用餐，等到瓜熟可以採摘的時候，這些自家種的瓜，便成了餐桌上的各種菜餚了，體積小的大都留著自己吃，體型壯碩的冬瓜、南瓜便會切成小份分送給鄰居，是當時非常溫馨的人情味，否則自己吃不完容易壞掉，因為那時候的南瓜比起現在的品種，可要大上好幾倍呢。

只要不遇上颱風，各種瓜類是非常容易種植、又產量豐富的蔬菜，即使到菜場上買也不貴，印象中，成長過程的童年，整個夏天都在吃各種瓜類做成的菜和點心，例如絲瓜細麵、絲瓜煎、南瓜麵疙瘩、南瓜煎餅、瓠瓜攤餅、冬瓜薏仁排骨湯、紅燒冬瓜、涼拌小黃瓜等等。更有趣的是夏天的茄子，廣東人稱茄子叫矮瓜，傳統的品種比較肥短，顏色也沒那麼深，不像現在的這麼深紫瘦長，以前的吃法很簡單，有時學本地人炒九層塔，或是切小段、蒸熟，然後淋上蒜末醬油，非常傳統的風味。

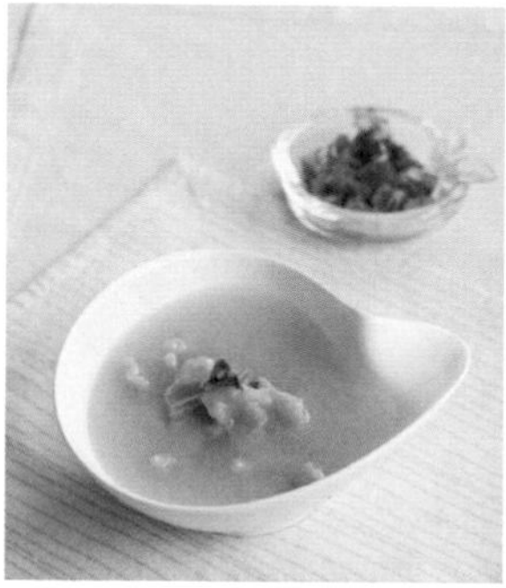

瓜類是容易種植的蔬菜，可做成各種美味的菜色與點心。

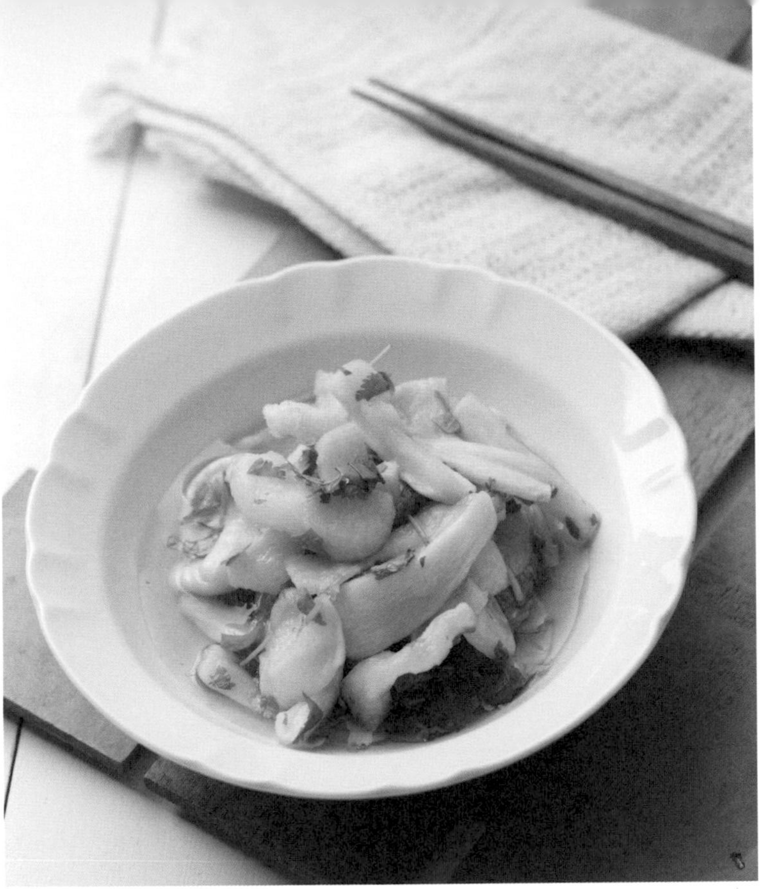

遇見原味新美食

果醋蘿蔔

材料

白蘿蔔1條、綠色紫蘇葉3片

調味料

1 鹽1大匙

2 糖1大匙、蘋果醋5大匙、白麻油1茶匙

作法

1 蘿蔔削皮、洗淨，用鋸齒刀切粗條，拌入調味料❶醃20分鐘。

2 洗去鹽分、瀝乾，鋪在陽光下曬一天。

3 拌入調味料❷，裝入玻璃罐內發酵兩天。

4 紫蘇葉洗淨、切絲，拌入白蘿蔔中，即可食用。

遇見原味新美食

涼拌洋蔥

材料

洋蔥1個

調味料

芝麻醬2大匙、淡色醬油1大匙；糖1茶匙、白麻油2大匙。

作法

1 洋蔥剝除外皮後洗淨、切粗絲，用清水沖洗兩次後，放入蓋過的冰水浸泡2小時。

2 將調味料全部調勻，將洋蔥撈出、瀝乾水分、放盤內。

3 將調味料淋在洋蔥上，或裝碟沾食均可。

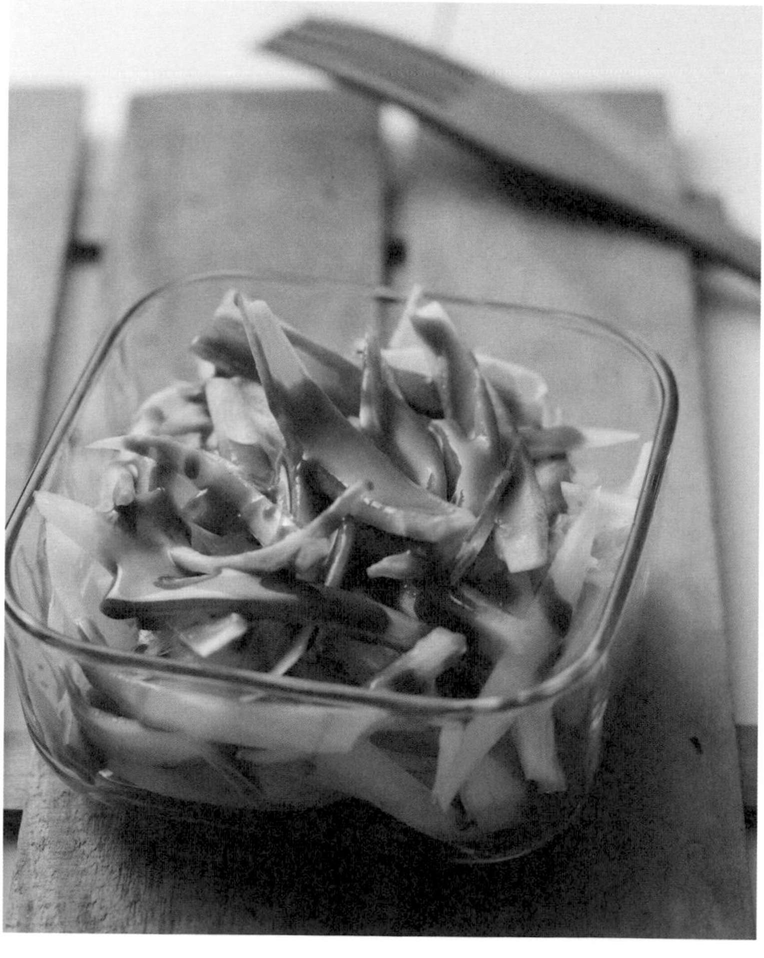

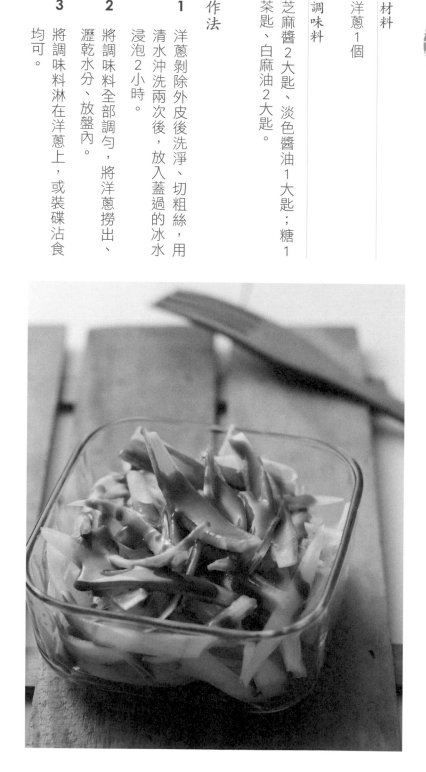

讓筍鮮甜脆如梨的秘密

台灣一年四季都可以吃到新鮮的筍，只是季節不同，筍的品質和口感也不同，例如春天有**春筍**、**桂竹筍**，夏天有**麻竹筍**、**綠竹筍**，冬天有**冬筍**，都是產自不同竹子的嫩芽。此外還有種在土裡的**蘆筍**、水裡的**筊白筍**，也都是筍的一種，其中最受青睞，連外國廚師也讚美有加的就是夏天的綠竹筍。

筍有豐富的膳食纖維和碳水化合物，可以幫助腸胃蠕動，促進消化，又由於熱量低，所以深受減肥者喜愛。綠竹筍煮雞湯或排骨湯，不但去油膩，還可增加湯汁的清爽與口感的鮮美。

由於台灣竹筍的產量豐富，為了保存以及改變口感與風味，會以晒乾、醃漬及煮熟後真空包裝冷凍，因此一年四季消費者都可以買到各種筍乾和不同品種的新鮮筍。而筍也是吸油的利器，加在肉類中紅燒，無論是新鮮筍或筍乾都能創造出新的口感與風味，但我仍然覺得新鮮的筍最好吃，綠竹筍更是甜脆如梨，

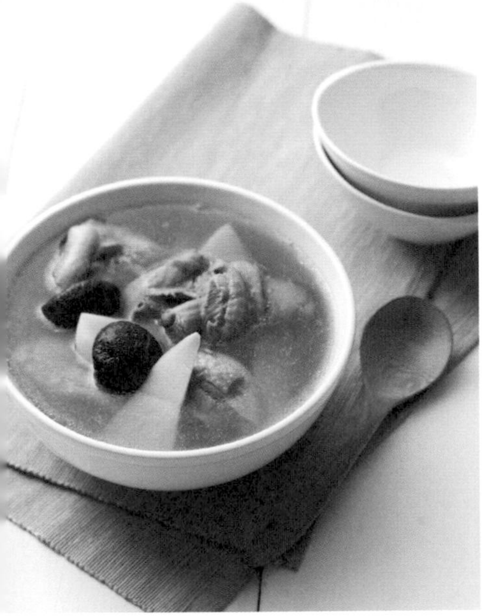

竹筍煮雞湯或排骨湯，不但可去油膩，還能增加湯汁鮮美的口感。

居住在台灣的人光是吃筍就是極大的口福。

◦選購要領

挑選綠竹筍要底座寬、體型略呈彎曲，俗稱的駝背筍，加上外殼的筍尖白，這才是筍肉厚滿的鮮筍，若是筍尖帶綠表示已經出土見光了，不但纖維粗，有時還會帶苦味。為了保持筍的水分和防止老化，有些採收得較早的筍都會先沖洗去泥土然後泡水，只有近郊的農戶，才可能當天早上才採收，然後送到菜場銷售，所以外皮乾爽、略帶點土的筍比較新鮮，清洗過、聞起來帶有水銹味的，新鮮度比較差，若用來做沙拉筍，風味就遜色了。

日本料理店的沙拉筍，是夏日最熱銷的口味，很多家庭也會自己製作，以為筍只要煮熟、切塊、擠上沙拉醬就是沙拉涼筍，但風味還是不如店家賣的好吃，為何？因為即使是最簡單的烹調也有秘訣，除了調味的沙拉醬，選筍、煮筍、冷藏、每道手續都是影響風味的關鍵。

為了保存筍的鮮甜味，做沙拉筍只需剝除靠底座比較粗的

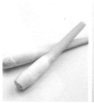

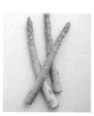

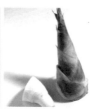

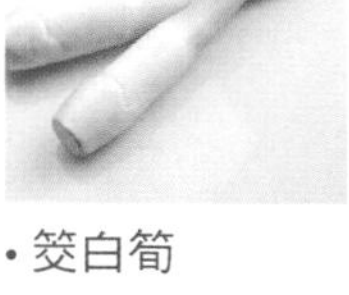

• 茭白筍

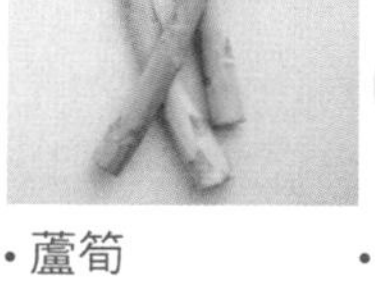

• 蘆筍

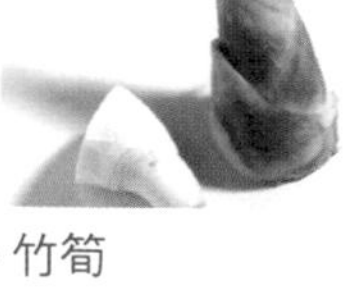

• 竹筍

兩層筍殼，洗淨後放入鍋中用冷水蓋過，然後放入一把白米一起煮，只要白米化開，筍就熟了。白米除了是計時器，也是保住鮮甜的秘密武器，煮熟的筍撈出放涼、連同濾除米粒的湯汁一同移入冰箱冷藏，吃的時候才剝殼、切塊，就是日本料理店售價不斐的涼筍了。

不過，涼筍固然好吃，沙拉醬的熱量卻是不低，除非自己打，否則現成的沙拉醬都有防腐劑，未必是健康的選擇，加上夏天的溫度高，處理過程的衛生萬一疏忽，很容易滋養細菌，所以涼筍還是少吃，或者自己做比較放心。我個人反而對一道乾煸筍（**如下示範食譜**）情有獨鍾，除了是佐粥下飯的小菜，保存時間也比涼筍長。

至於春天的桂竹筍，產季非常短，除了用新筍煮湯，更多是燙熟後冷藏，以備其它季節的需求，因此除了產季時可以吃到新鮮的桂竹筍外，其他時候買到、吃到的都是冷藏的熟筍。新筍固然有清香味，但需要油脂和鮮味較高的肉塊或排骨同燒，味道才好，熟筍反而因為燙除了生澀味，稍有油水滋潤便是開胃的小菜，即使放涼了吃，還是有很好的口感。

遇見原味
新美食

乾煸鮮筍

材料

綠竹筍3支、蝦米2大匙、蔥1支

調味料

醬油2大匙、酒1大匙、糖1茶匙

作法

1 綠竹筍剝去硬殼、削除外皮後洗淨、切片，蝦米泡水後洗淨、切碎、蔥洗淨切丁。

2 將半碗油燒熱，放入筍片炸乾水分撈出，將油倒開，以餘油炒香蝦米，並淋酒1大匙後，放入筍片和其它調味料燒入味，湯汁收乾時加入蔥花，炒勻即盛出。

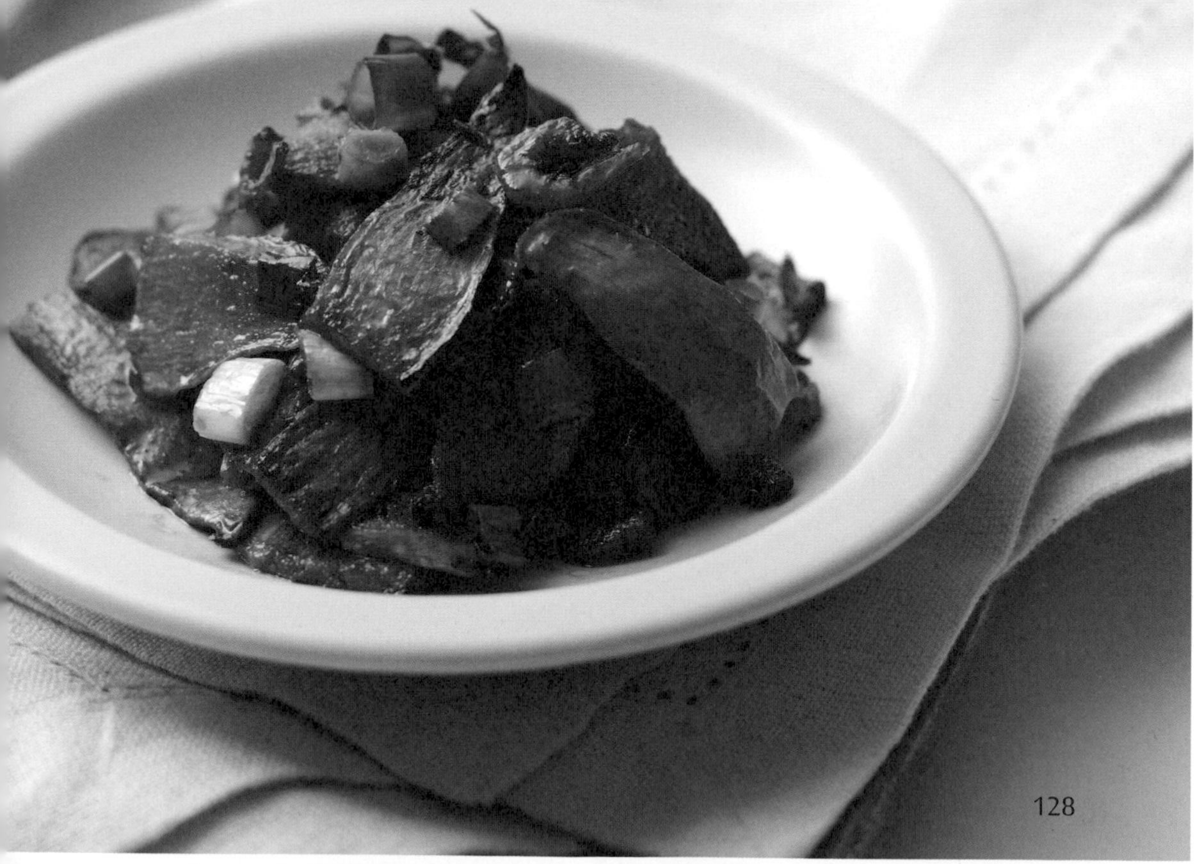

遇見原味
新美食

油燜桂筍

材料
桂竹筍10兩、蒜末1茶匙

調味料
醬油2大匙、糖1茶匙、高湯1碗

作法

1 將桂竹筍撕成條狀，再切小段，放入開水中川燙過撈出。

2 鍋燒熱，放2大匙油先炒香蒜末，再放入桂竹筍及所有調味料，燒開後改小火，燜煮入味。

3 湯汁收乾即可盛出，冷熱食皆可。

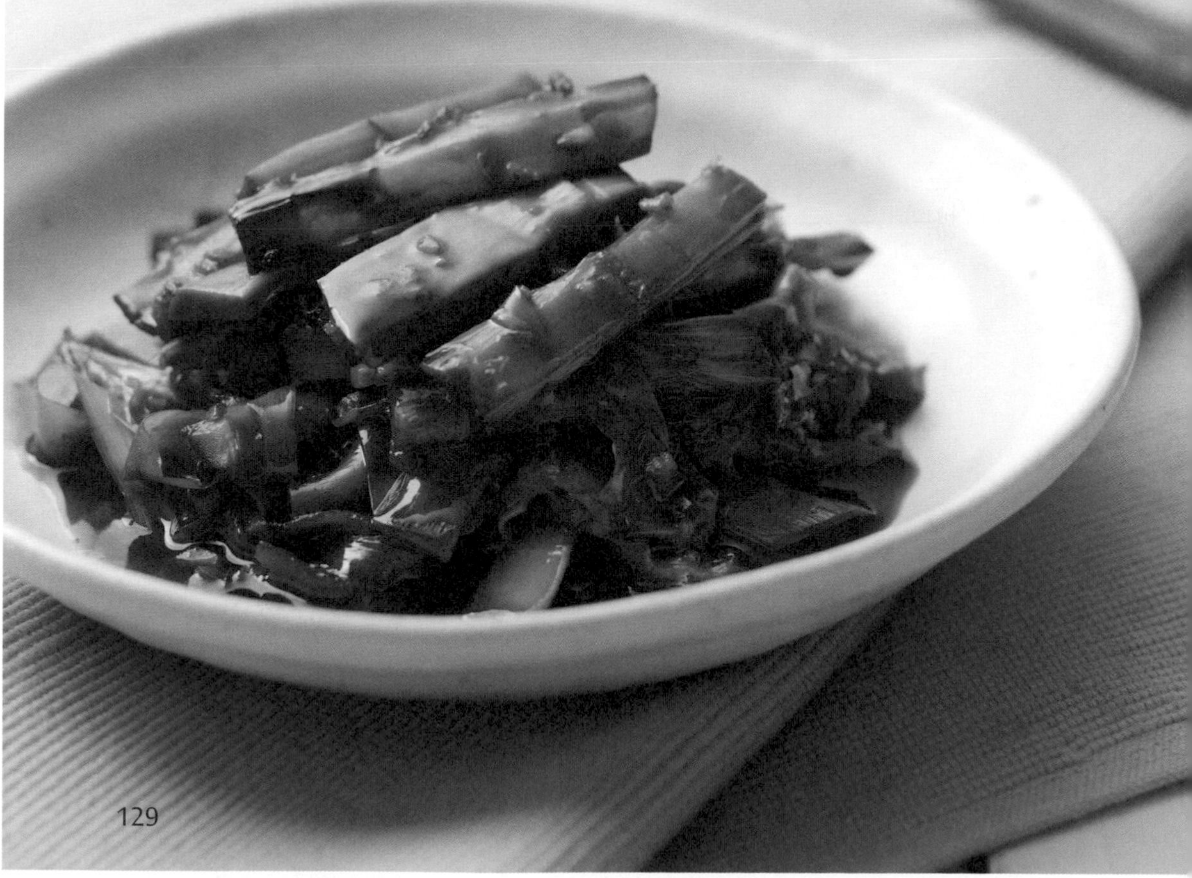

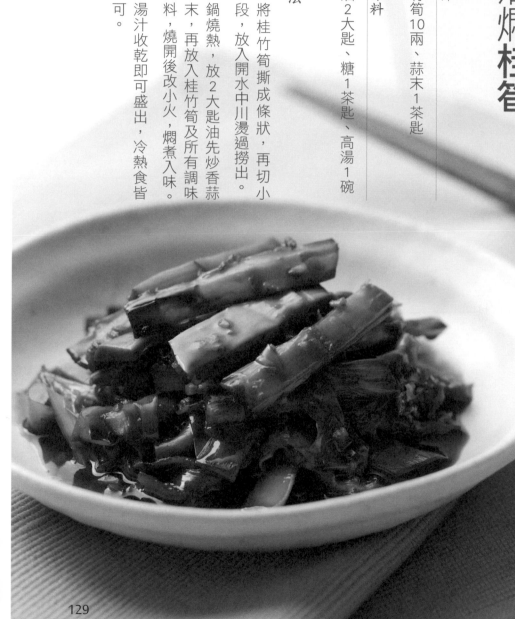

遇見蔬果新美食之④

調劑味覺的醃漬菜自己做

我的晚餐通常吃粥，除了一盤魚或肉，以及炒青菜外，都會備上一碟當令蔬菜做的醃漬菜。有時吃麵也少不了它，冰箱裡一罐罐的都是利用有空的時間、又買到好材料時製作的各種醃漬菜。

前幾年生病的時候，由於食慾差，經常藉著口味重的醃漬菜開胃，才能吃下其它食物，有營養學家駁斥說病人不應該吃醃漬菜，因為毫無營養可言，其中的添加物更是不利病情。買現成的，由於不清楚製作方式和過程，確實不放心，但如果自己做，那就不需考量了，因為就連調味也可以自己掌控。

其實自己做並不麻煩，反而因為量少，可以更注意細節，無論清洗、調味都會更用心，做出來的味道也更合自己的口味，容器原本我都用一些回收的玻璃罐，後來因為蓋子容易生鏽，就買

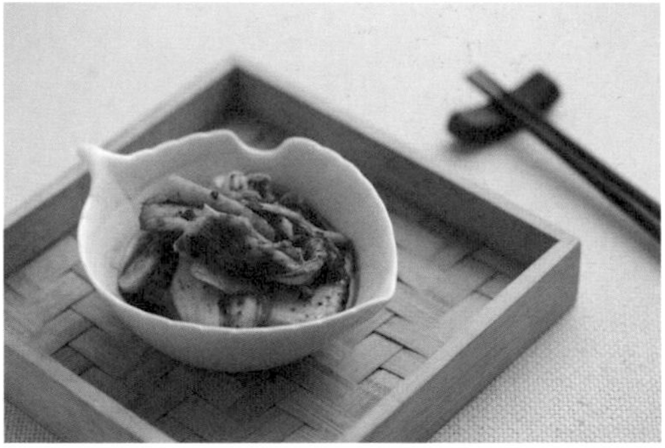

自己做的醃漬菜可自己掌控調味與製作過程，安心又開胃。

了些造型及功能都更方便的玻璃容器，這樣排列起來也整齊，放在冰箱裡也不覺得礙眼了，畢竟盛裝醃漬菜的容器也很重要，不能用會氧化的鐵罐，也不能用塑膠罐，以免釋出塑化劑。

任何蔬菜都可以醃漬，只要注意調味料和醃漬時間，就能產生不同的風味。各種泡菜、酸菜、梅乾菜都是醃漬菜的一種，時間最短、入味最快的是泡菜，不同的調味料比例，做出不同風味的泡菜，例如酸中帶甜的廣東泡菜、鹹香麻辣的四川泡菜、香濃紅辣的韓式泡菜，都各有所愛。

醃漬菜除了直接食用，也可以搭配肉類或海鮮製作出另一種風味的菜餚，例如韓式泡菜肉片鍋、廣式泡菜炒咕咾肉、四川泡菜炒回鍋肉等等，都因為加了醃漬菜而產生另一種風味而廣受歡迎，其它如酸菜肚片湯、梅乾菜扣肉更是醃漬菜加持下的美味。

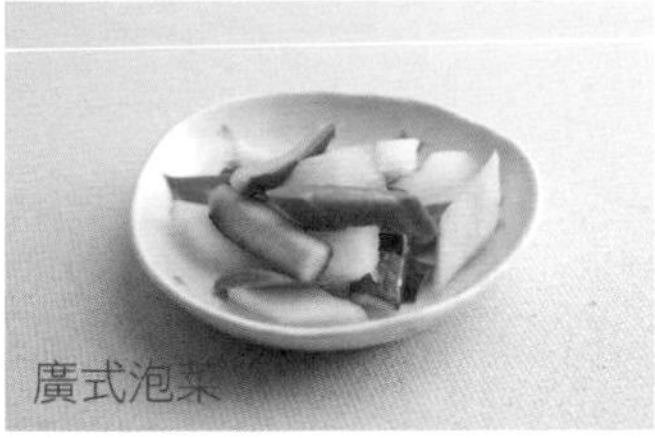
廣式泡菜

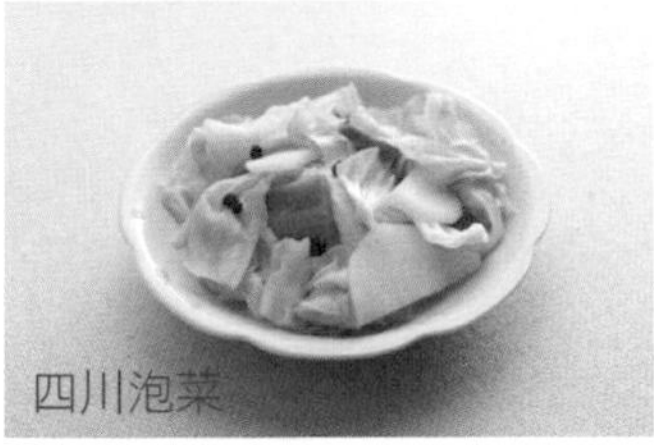
四川泡菜

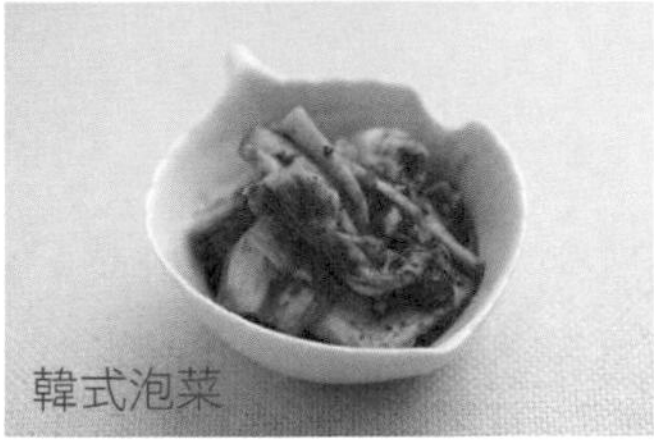
韓式泡菜

另外像雪菜肉絲這種家常菜，一年四季都可能出現在每個家庭的餐桌上，我家也不例外，尤其周末假日的時候，如果想用簡餐打發，最常吃的就是雪菜肉絲麵，外面買的雪菜經常有股味道，所以我大都自己做，既便宜又新鮮，只要買兩把小松菜，洗乾淨後撒上鹽醃，十分鐘後搓一搓，再放兩小時就成了，用來炒肉絲作為吃麵的澆頭或是加點豆干、肉丁、辣椒炒成小菜，都可以炒它一碗，放冰箱隨時取用，非常方便。

身體痊癒後，我依然是醃漬菜的愛好者，不可否認各種泡菜的開胃效果，的確可以讓餐桌增加下箸的選擇，而另一功能是醃漬菜也是保存蔬菜的另類方法。每當蔬菜盛產的季節，眼看著許多又便宜又好的青菜，卻吃不多的情況下，我都會想到作成醃漬菜來品嘗它不同的風味，例如冬天的蘿蔔、結頭菜（大頭菜）、春天的小芥菜、蘿蔔嬰、夏天的小松菜、嫩薑、秋天的小黃瓜等。

蘿蔔有地參之稱，食用最廣的是白蘿蔔，它可以煮湯、可以紅燒、可以曬成蘿蔔乾，也可以醃漬成小菜，是既可當配料也可以當主料的食材，而紅蘿蔔多半當配料，少部分榨汁，搭配其他蔬菜或水果飲用。冬天的蘿蔔甜脆如梨，連外皮都可以不削除，直接切條後用鹽醃軟，然後做成糖醋蘿蔔或辣醬蘿蔔，裝在罐子裡，吃飯的時候盛出一小碟，不但開胃也調劑味覺口感。

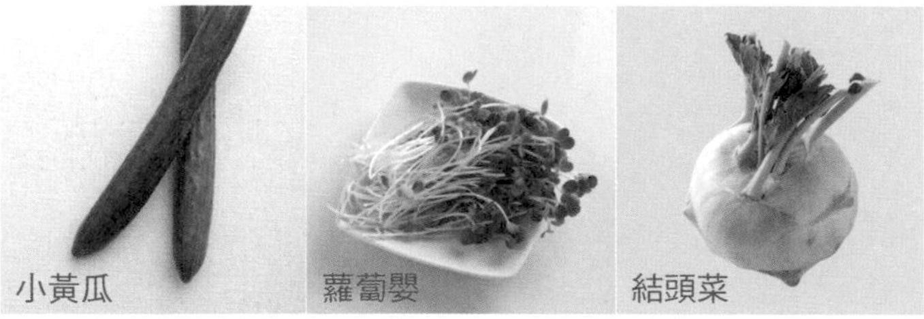

做為開胃醃漬菜的好食材

遇見原味
新美食

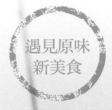

糖醋蘿蔔

材料

白蘿蔔1條（約1斤～1斤半左右）

調味料

1 鹽2大匙

2 糖1/2杯、糯米醋1/2杯、水1/2杯

作法

1 白蘿蔔洗淨外皮，用浪刀連皮切粗條，加入調味料❶拌勻，醃2小時，然後洗去鹽分、瀝乾備用。

2 將調味料❷混合、燒開、放涼。

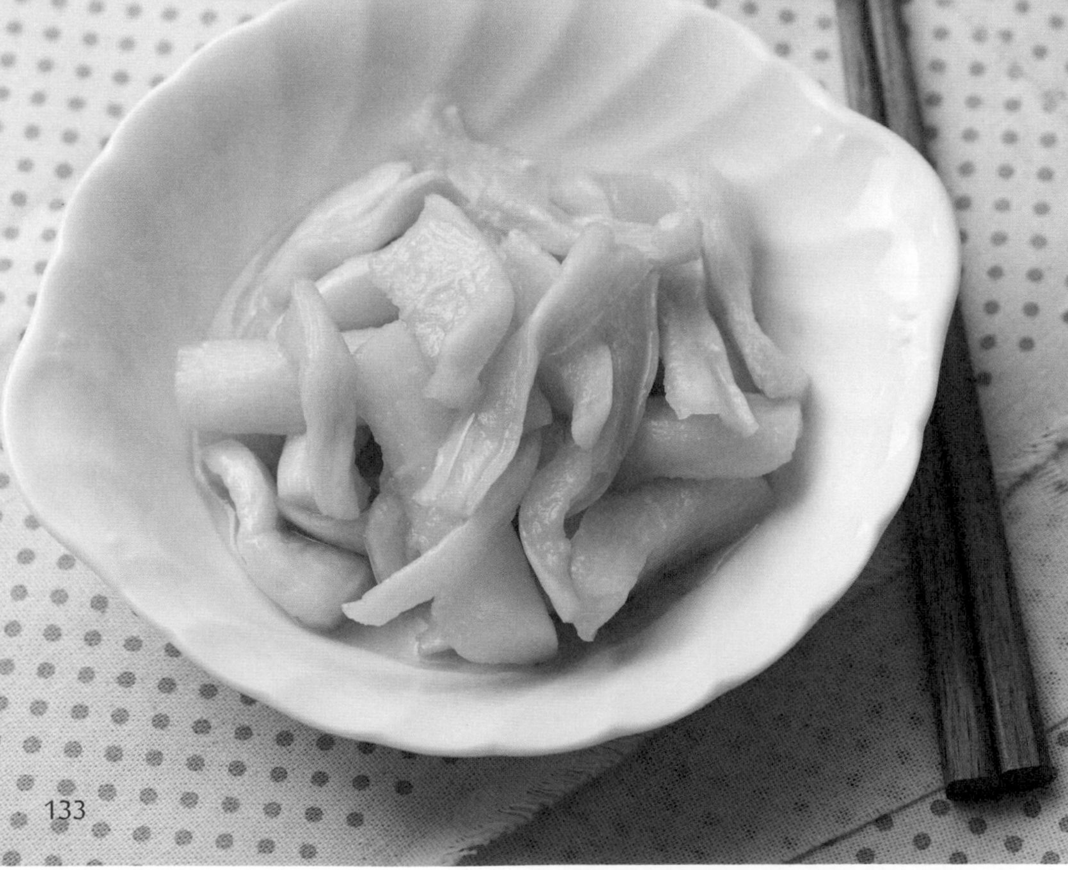

遇見原味新美食

辣醬蘿蔔

材料

白蘿蔔11條（約1斤～1斤半左右）

調味料

1 鹽2大匙

2 辣豆瓣4大匙、醬油1大匙、糖1大匙、蒜末1茶匙

作法

1 白蘿蔔洗淨外皮，然後連皮切粗條，加入調味料❶拌勻，醃2小時，然後洗去鹽分、裝入布袋，用重物壓置1天，將水分壓乾。

2 將2大匙油爆香辣豆瓣，然後加入其他調味料炒勻後、熄火。

3 放入白蘿蔔與調味料拌勻，然後裝入玻璃罐中醃漬入味，3天後即可挾出食用。

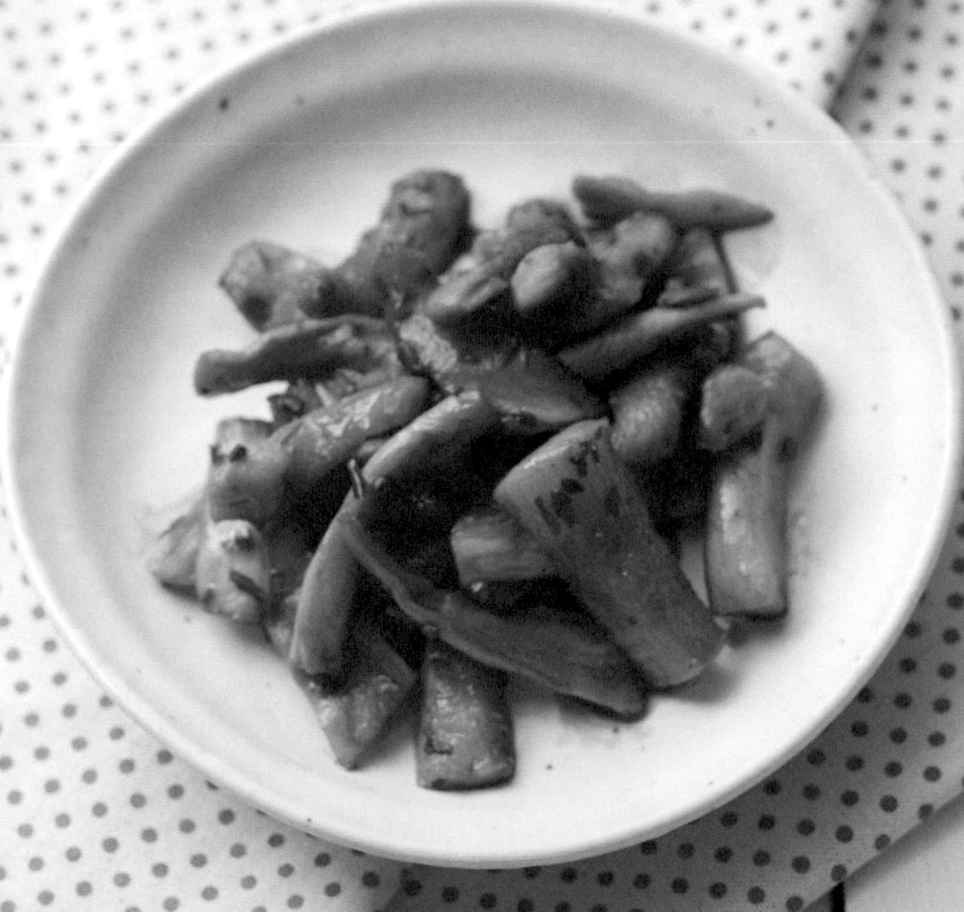

遇見蔬果新美食之⑤

自製果醬，甜而不膩又安心

台灣是水果王國，現在很多水果都培育得又大又甜，其實太甜的水果並不鼓勵多吃，尤其上了年紀之後，高甜度的水果吃多了對三高病人也是不好的，要防止糖份攝取過多造成的其他疾病，只能淺嘗。

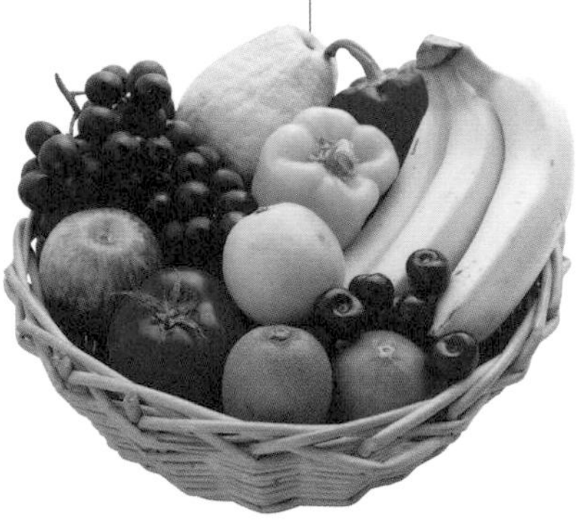

。番茄

在所有蔬果食材中，我最喜歡用番茄入菜，它的營養除了豐富的茄紅素，還有類胡蘿蔔素、磷、鐵、鉀、鈉、鎂、和維生素A、維生素B群、維生素C等。

番茄的品種也很多，外型稍大的有黑柿仔、牛番茄，小型的有聖女番茄，除了做菜、做點心、還可以打汁、作番茄醬或當水果吃。

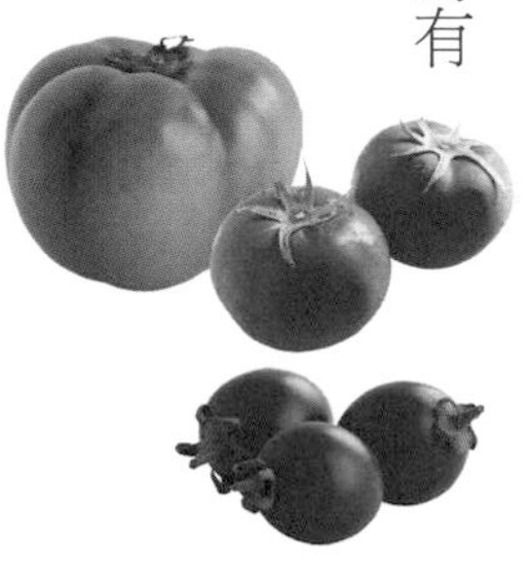

記得有一天，我去菜場的時間晚了，本來要買兩顆番茄的，遇上商家正準備收攤，一籃八顆只要五十元，比起早上一顆要十幾元的售價便宜許多，雖然是被挑選剩下的，但品質還不算太差，看看旁邊還有三籃，本想從中間挑，店家不願意零賣還慫恿我通通買算我便宜一點，結果我花了一百二十元買了二十四顆牛番茄。便宜是便宜了，可是怎麼吃呢？最後是做成番茄醬。

自製番茄醬

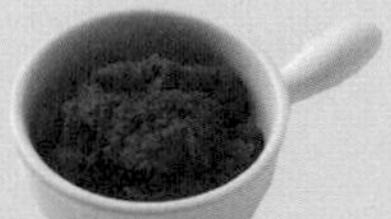

做法詳見 46 頁

家裡用番茄醬的機會挺多的，因為我喜歡用番茄、洋蔥燒牛肉，除了新鮮番茄，番茄醬也是必加的調味料，還有羅宋湯、番茄義大利麵、茄汁魚片、茄汁肉丸等等，如果買現成的，一小瓶用兩次就完了，有時候打開沒馬上蓋緊，或是忘了放冰箱，番茄醬馬上就變黑，萬一出現霉點根本就不敢吃，自己做，除了便宜、安全，不會添加防腐劑，所以只要遇上這種機會，多買些不只是幫商家的忙，我自己也可以物盡其用。番茄是營養很豐富的蔬果，既可當水果吃也可以入菜，義大利人有句諺語說：番茄紅了，醫生的臉就綠了，可見多吃番茄的好處，中西都認同。

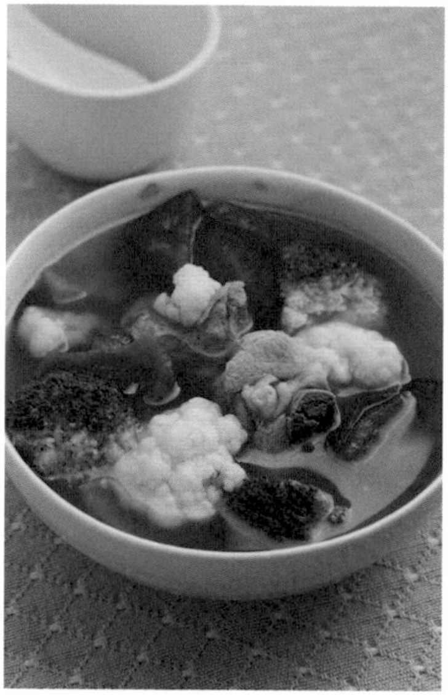

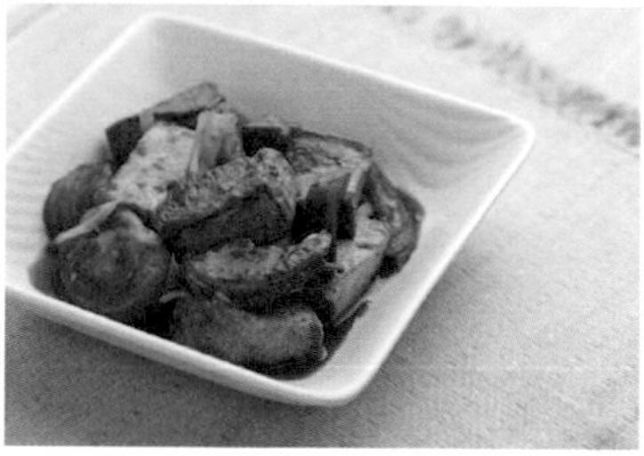

善用番茄做成各式佳餚，營養豐富又好吃。

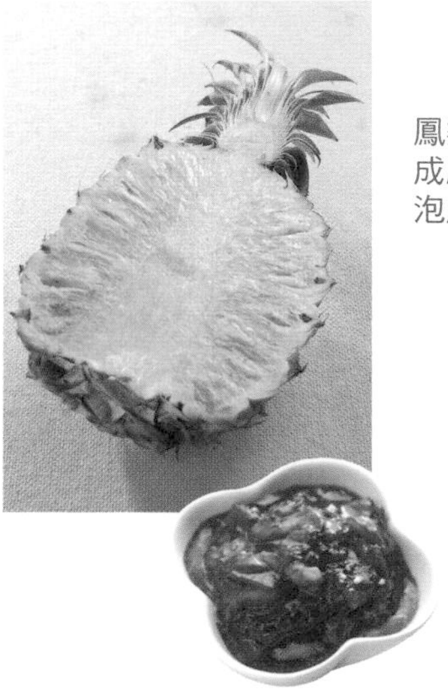

鳳梨盛產季節價格便宜能做成鳳梨果醬，可搭配吐司或泡成茶飲。

。鳳梨

我常常會因為意外情況而多買許多超出我原來需要份量的蔬果，除了番茄，還有鳳梨、草莓也是。

夏天的鳳梨有時一百元可以買到三顆，又大又甜，可是不耐放，萬一過熟就會發酵出酒味，再當水果就不好吃了，所以我的處理方式是做成果醬，如果湯汁收乾些就可以做成鳳梨酥的內餡，可惜我現在不吃含油量高的烤西點，所以只當果醬吃，外面的鳳梨果醬都太甜了，自己做可以控制糖的分量，三顆鳳梨可以做出不小的一罐鳳梨醬呢，大多是家人吃，他們將鳳梨果醬抹在烤土司上，我不敢多吃，偶爾嚐一點，或者抹在饅頭上味道也很特別，還有一種吃法是當果茶飲，在泡好的紅茶裡放上一勺鳳梨果醬，媲美韓國的柚仔茶，也非常好喝，何況自己做的，多加一點也捨得。

。草莓

春天到處可見的草莓也是做果醬好的材料，大顆的草莓比較貴，小顆的便宜，而且不像大顆的精裝成小盒，都是一大藍一大籃的叫價，市場快收攤的時候，或是路邊大卡車叫賣的更便宜，一籃大約一百五十元左右就可以做出一大瓶草莓醬。

草莓比鳳梨更不耐放，又特別容易碰傷，是很嬌貴的水果，為了維護成長期間不被蟲害，據說草莓的農藥用得相當重，所以清洗非常重要，通常我會先用流動水清洗一遍，然後用軟毛刷輕輕刷洗外皮，動作要輕，萬一刷破了也無所謂，反正自己吃，醜點也無妨，總比農藥沒洗乾淨吃進肚子裡好。

[草莓果醬]

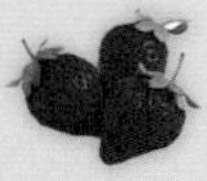

材料

草莓 2 斤、檸檬 1 粒

調味料

麥芽糖 30 公克

作法

1 草莓摘除蒂頭，先用清水沖洗，再用軟毛刷輕輕刷洗外皮，最後沖乾淨。

2 放入鍋中大火燒開，並且不停翻動逼出水分，檸檬切開、去籽、將檸檬汁擠入鍋內草莓中，待草莓熟軟時，用杓子略微壓碎，繼續煮。

3 待湯汁稍乾時，加入麥芽糖煮勻，攪拌至濃稠時熄火，盛入玻璃罐內冷藏，慢慢食用。

越大顆、越漂亮的草莓越貴，如果不是為了送禮好看，自己吃的只要新鮮，小一點也無妨。由於草莓是不耐久放的水果，如果沒有其他用途，最好適量的買，

而且盡快趁新鮮吃，其實店家也怕賣不完隔天影響賣相，所以除了小草莓的價格比較便宜外，收攤前如果還有剩貨，售價也會便宜很多，這時就可考慮多買些回來加工，只要花點時間，就可以保存較長時間，並且品嚐不一樣的草莓滋味，也是樂趣。

○葡萄&李子

除了做果醬，我還喜歡釀水果酒，入夏時盛產的葡萄和紅肉李子都是釀水果酒的最佳材料，做法也簡單，只要洗乾淨、晾乾，放進大玻璃罐裡，一層水果一層糖放八分滿，然後封緊蓋子，放置兩三個月就會發酵出酒汁，這種水果酒香香甜甜的很好喝。小時候我們眷村的小孩們都懂得把籐架上酸得疵牙的葡萄塞進瓶子裡，加點糖私釀葡萄酒，雖說菸酒公賣，但是自己釀些水果酒也很有趣，過年的時候拿出來喝覺得特別香甜。

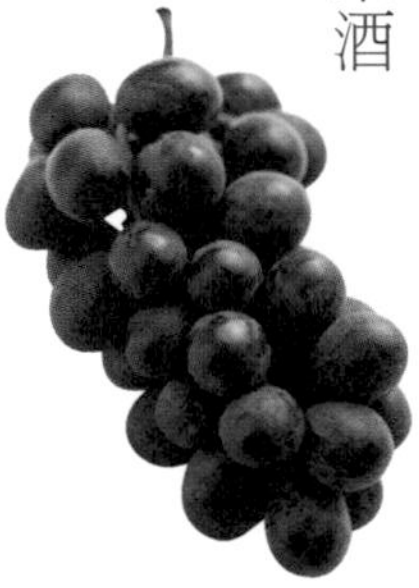

遇見原味
新美食

鳳梨果醬

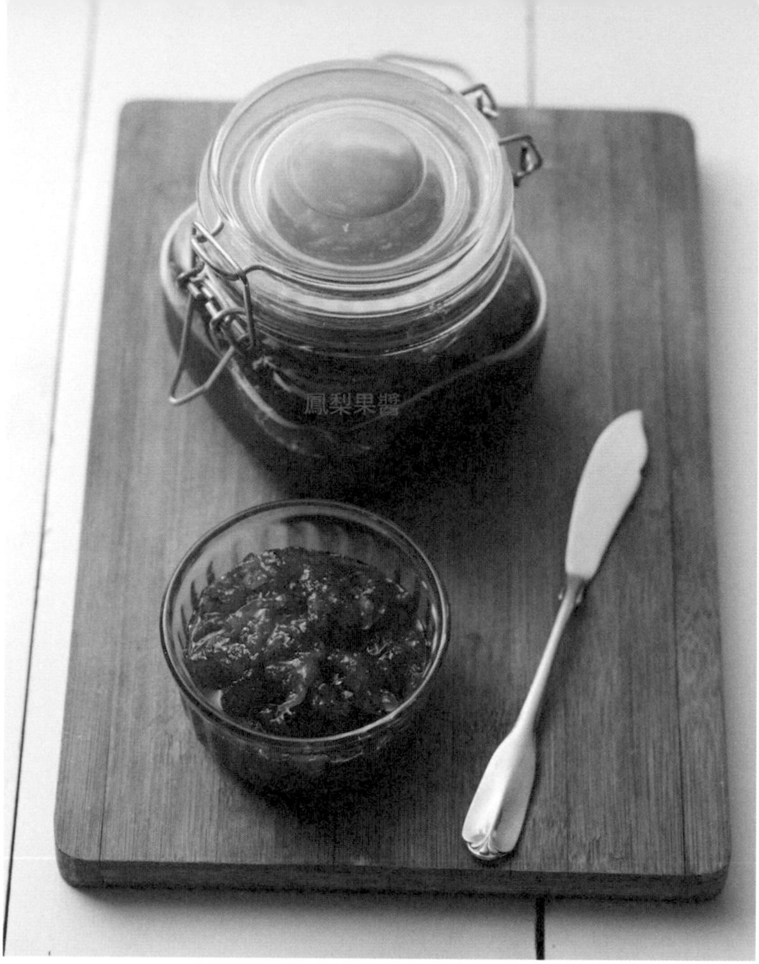

材料

鳳梨1個（約2～3斤左右）、蘋果1粒、檸檬1粒

調味料

麥芽糖3兩

作法

1 鳳梨削皮、洗淨、剖開、切除中間硬心，改刀切丁，放入煮鍋內。

2 開火煮開，改中火熬煮。蘋果去皮切丁放入同煮，檸檬對切，擠出檸檬汁，加入鍋內。

3 不停翻煮至鳳梨水分消失，開始粘稠時，加入麥芽糖，再煮至粘稠狀時熄火，放涼後盛入玻璃罐內即可。

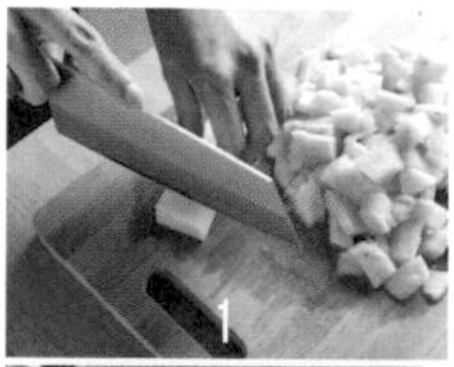

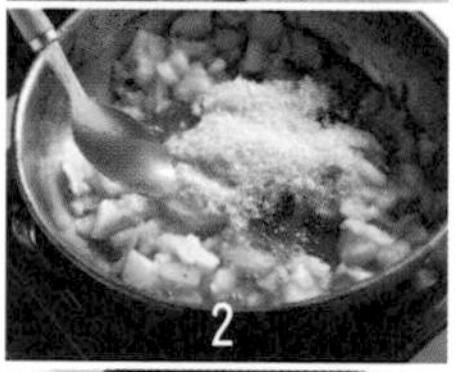

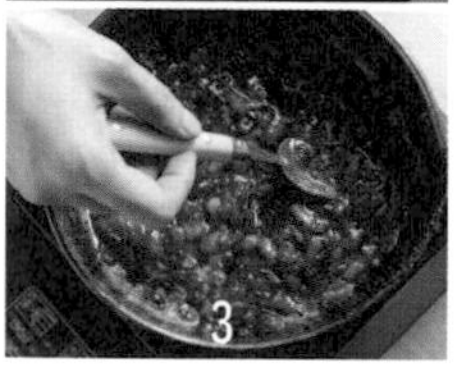

鳳梨果醬紅茶

材料
鳳梨果醬2大匙、紅茶1包

調味料
砂糖酌量

作法
1 先將紅茶包放入玻璃壺內，加入開水四百西西，沖泡5分鐘後撈除茶袋。
2 加入鳳梨果醬調勻，即可倒入杯內飲用，按各人口感酌量添加砂糖調味，不加亦可。

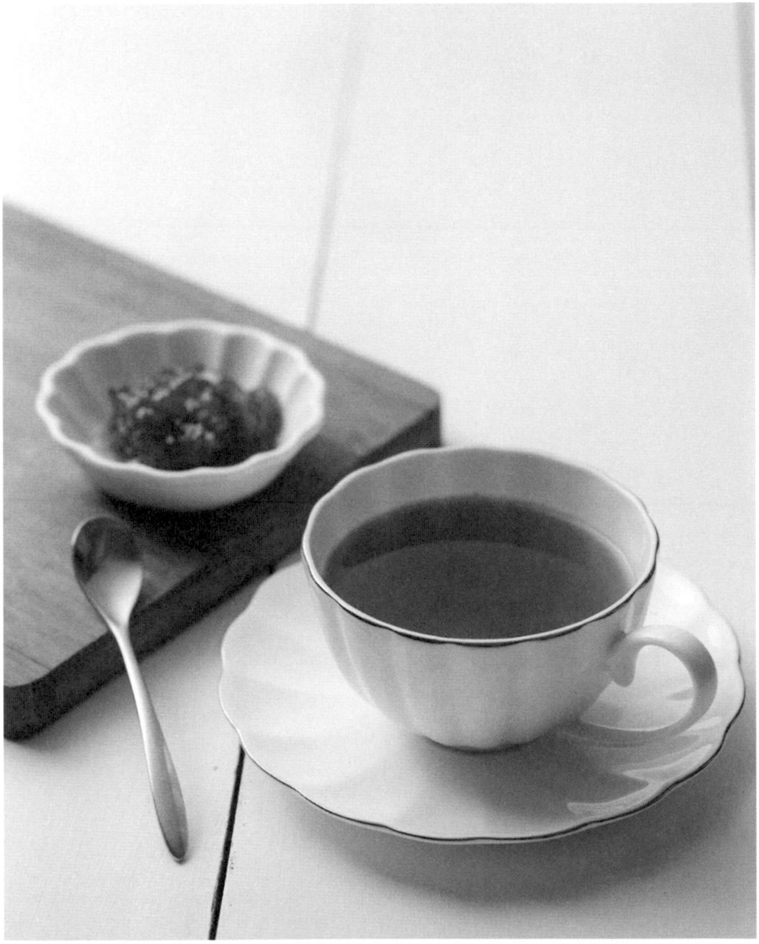

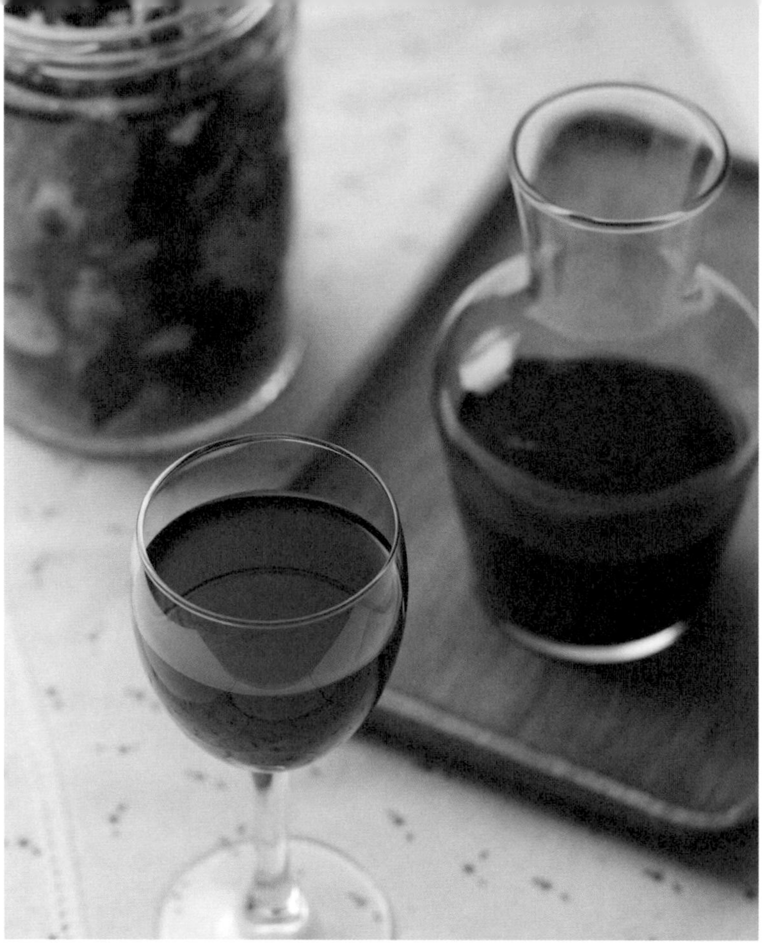

遇見原味新美食

葡萄酒

材料
葡萄5斤（不用買太好的葡萄，只要顆粒完整，大小無妨）

調味料
砂糖1又1/2斤（1.5斤）、米酒3大匙

作法

1 葡萄從蒂頭部分用剪刀剪下、洗淨、晾乾。

2 玻璃瓶洗淨後，用開水川燙過，然後倒扣、瀝乾。

3 將葡萄分次放入瓶內，每放一層就加入一層糖，放八分滿，淋入米酒，然後封緊瓶蓋，放置陰涼的地方，約三個月即可瀝出酒汁。（容器不夠大的，可以分罐裝）

遇見蔬果新美食之⑥

讓素食更美味的法寶

根據統計，素食人口在逐年增加中，現代人有感於因食物引起的各種疾病威脅，以及生活優渥帶來的精緻飲食都會造成營養不均衡，因此開始趨向清淡的覺醒，以及從飲食上根本改變的需求，除了對蔬果的產地與種植方式開始關心，也對各種有機蔬果受到重視，還有人開始研發小型水耕種植或租用農地想自耕自食的，無非都是為了吃得更健康更安全。

然而我們一向以為蔬菜屬於植物，不同於各種肉類加熱後能產生油脂和鮮味，所以認為只吃蔬菜便是素食。其實蔬菜也有素食者不能吃的品項，它們共同的特質是都帶有濃烈的香氣。例如蔥、蒜、韭菜、九層塔、洋蔥之類，雖然它們的香氣可以增加食物的風味，但對完全純素者來說，卻絕對不吃，因此這類香料便是蔬菜中的葷料。

從飲食的觀點看，食物只有動物和植物兩種，動物的肉是葷食，各種蔬菜是植物，所以屬於素食，只是素食還分為養生素和修行素，修行者受到戒規的約束，被視為蔬菜中的葷食品項，當然不吃，但養生素不同，他們只是想減少肉食的油膩感而選擇蔬菜，為的只是讓飲食清淡而已，因此蔥薑蒜韭菜便也接受，甚至肉邊菜也無不可。就營養均衡來說，我反而覺得養生素更自在也更健康。

我是生病後開始改變飲食的，以前還會無肉不歡，如今多年來已經習慣減少吃肉的次數和份量，但我並不是全素者，因此並不拒絕修行素的禁忌，包括肉邊菜，多年來從完全的葷食到經常性的素食，漸漸的也吃出心得，覺得只要做得好，素食也有很好的口感和風味，除了選擇好材料，烹調法也是影響口感的關鍵，畢竟新鮮的蔬菜有它天然的甜味，而各種菇蕈則具有天然的鮮味，如果能相互結合，就可以減少為了提味而添加的各種人工甘味，而吃得更健康了。

烹調葷食時，可以使用雞骨或豬骨熬成的高湯加在材料中，以增加菜餚或湯品的鮮味。其實素食也有素高湯，而且效果不亞於葷高湯，因為有許多蔬菜是本身就具有高鮮性的，例如洋蔥（五辛素）、番茄、高麗菜、黃豆芽等等，加上各種菇類，無論是新鮮的還是乾燥的，都是提鮮的精靈。

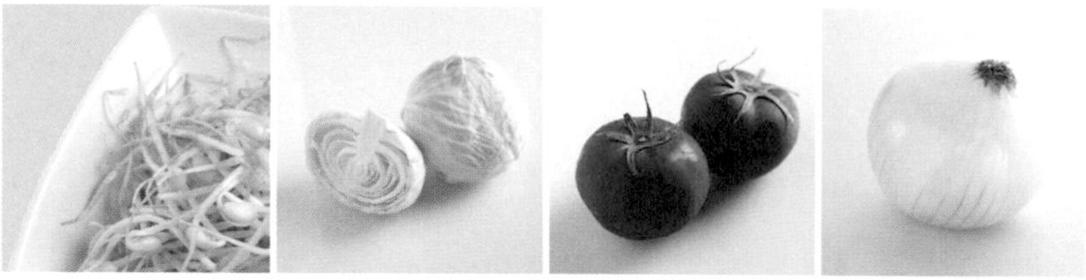

素高湯提鮮的好食材。

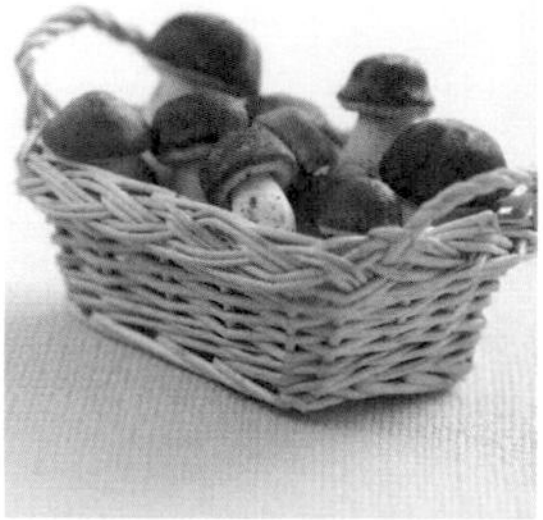

菇蕈類含有豐富的多醣體是補充能量的好食材。

尤其菇蕈類含有豐富的多醣體、蛋白質、纖維質、胺基酸，及維生素B群，包括：B_1、B_2、B_6、B_{12}，及胡蘿蔔素、鉀、鐵等營養成分，被視為抗癌、提高人體免疫力最佳的食品，並具有抗疲勞、抗衰老、調節血脂的作用。

除了少數的野生香菇外，大都是人工栽培，市面可以買到的就有二十幾種之多，只是食用率較高的新鮮蕈類還是以香菇、金針菇、鴻喜菇、美白菇、磨菇、杏鮑菇居多，新鮮菇類以口感滑嫩為主，乾燥的菇則帶有陽光曝曬後的香氣，各有不同風味，包括黑木耳、白木耳也是菇類的一種，除了做成鹹口味的菜餚，也是歷久不衰的甜品，例如這兩年非常盛行的黑木耳露，以及大家熟西的銀耳蓮子湯，都是黑白木耳煮成甜食的範例，也是蕈類的另類吃法。

熬製一鍋高鮮的素高湯或蕈汁高湯，是讓素食更美味的法寶。若可接受五辛素，蔥蒜韭菜這些用來對肉類去腥和提味的辛香料，用在蔬菜上也有它特殊的效果，例如涼拌小黃瓜、炒空心菜、熗高麗菜，拍幾顆大蒜在內，味道和口感絕對比什麼都不加要好吃得多。再說韭菜包子、韭菜餃子、韭菜盒若是少了韭菜就無法顯示風味了，雖然其中的絞肉可以改用粉絲或豆干，但如果少放或不放韭菜，這些點心便毫無特色可言了！

遇見原味新美食

素高湯

材料

高麗菜1/2顆、黃豆芽1/2斤、昆布1小段、乾香菇6片、紅羅蔔1條、甘蔗頭1小段

調味料

清水30杯

作法

1 將高麗菜和黃豆芽洗淨，高麗菜用手撕大片放入湯鍋內，再加入其他材料後，放入清水，先大火燒開，再改小火熬四小時。

2 撈除所有材料，將湯汁燒開後熄火、放涼再冷藏，即成素高湯。

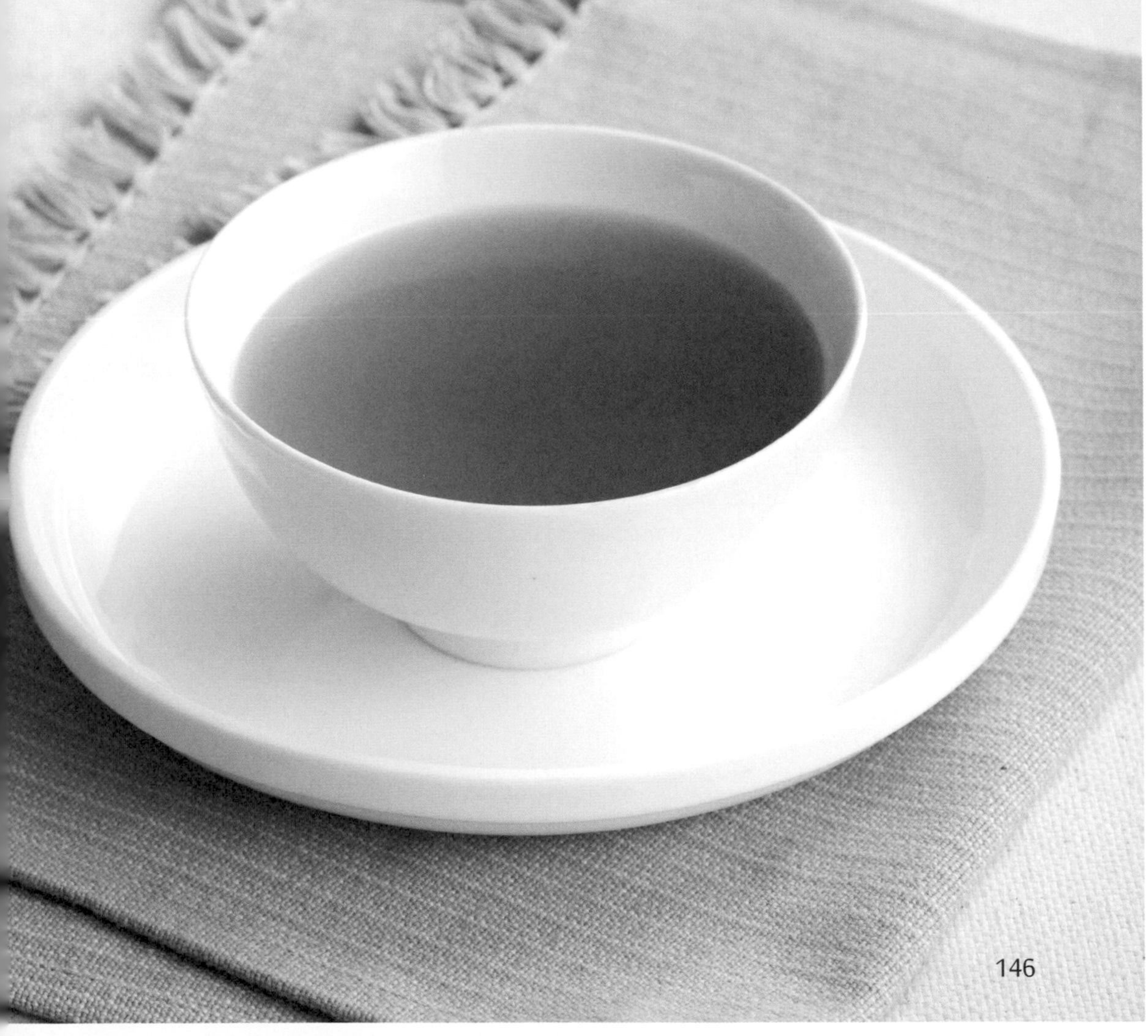

遇見原味新美食

蕈汁高湯

材料

曬乾的菇類5種以上各1/2斤、（鴻喜菇、金針菇、磨菇、杏鮑菇、香菇、美白菇皆可）甘蔗頭1小段

調味料

清水30杯

作法

1 將清水放入湯鍋，再加入切成條狀的甘蔗和所有乾燥菇類，燒開後改小火熬煮6小時。

2 撈除鍋中所有材料，將湯汁燒開後熄火、放涼再冷藏，即成蕈汁高湯。

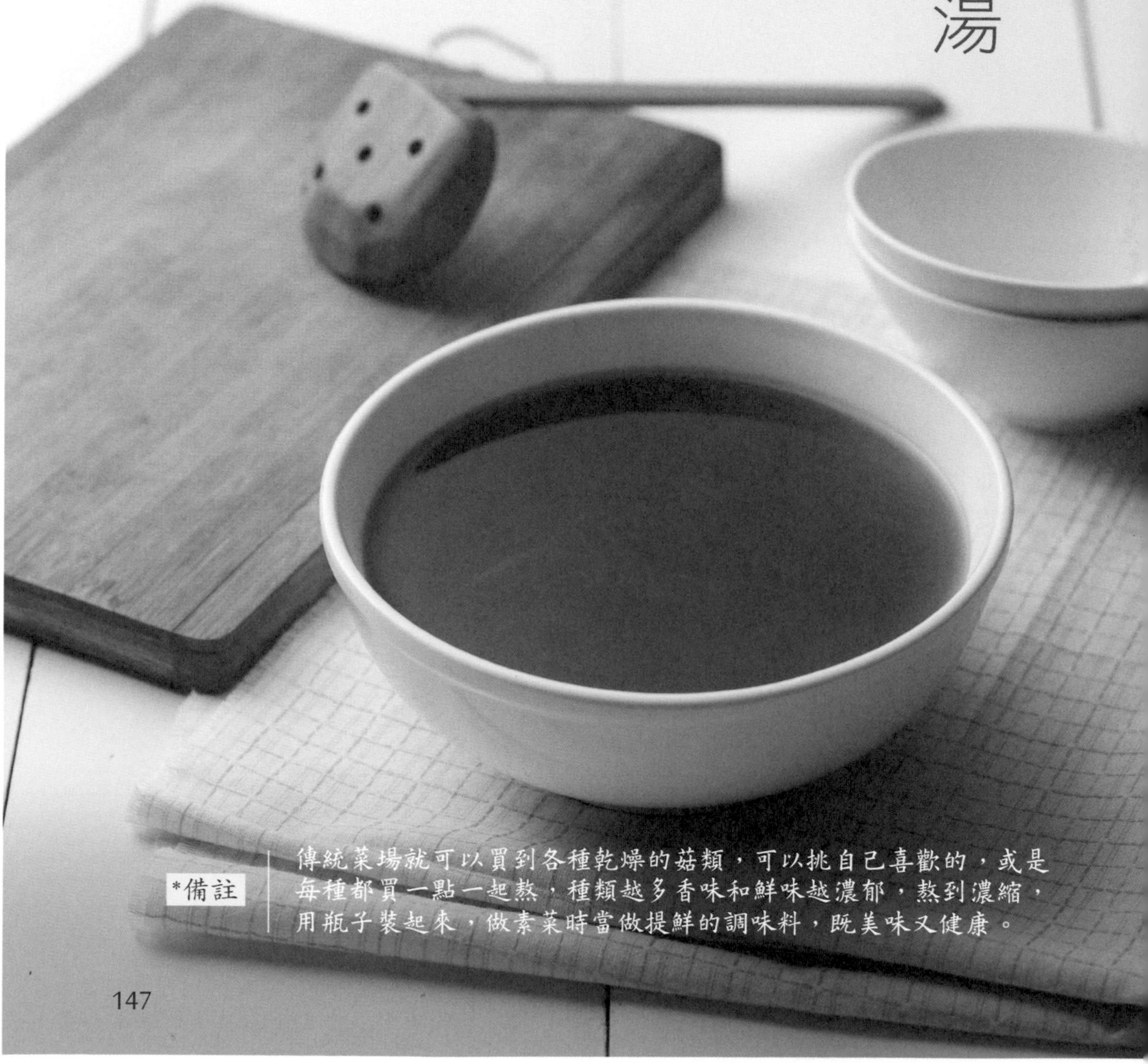

*備註 傳統菜場就可以買到各種乾燥的菇類，可以挑自己喜歡的，或是每種都買一點一起熬，種類越多香味和鮮味越濃郁，熬到濃縮，用瓶子裝起來，做素菜時當做提鮮的調味料，既美味又健康。

遇見蔬果新美食之⑦

精力湯的迷思

自從養生概念普及性的受到重視後，各種跟養生有關的吃食，不但改變過去的吃法，也新興許多以養生為名的食物，精力湯就是其中之一。

從前吃水果若是想用喝的，那就打成果汁，單品如芒果汁、西瓜汁、蘋果汁，若是多種混合便叫綜合果汁，後來又加入蔬菜演變成蔬果汁。通常是質地軟的水果切塊後加入液體的水或牛奶直接打勻，質地硬的則用榨汁機，將汁液與渣分離後飲用。果汁的種類很多，經過不同搭配變化出的口味更多，它其實只是飲料的一種，但是經由營養學者和養生專家的推廣，時下已然演變成人體必需吸收的另類營養，尤其當精力湯的盛行形成時尚後，幾乎成為早餐必喝的飲品，否則就不夠養生似的。

精力湯的內容不只是蔬菜水果，還加入許多其它的配料，包括堅果、酵素、小麥粉、芽菜類，所有食材以有機種植者為主，有些水果甚至連皮帶核打碎，認為這樣才能完全攝取到蔬果的全部營養，各地以養生蔬果汁為名的有機商店，精力湯的

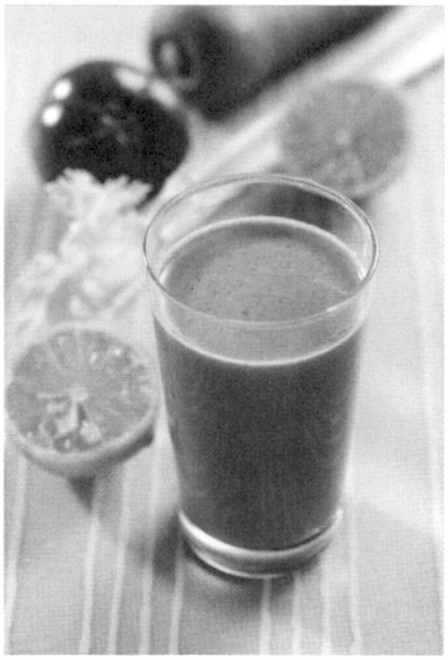

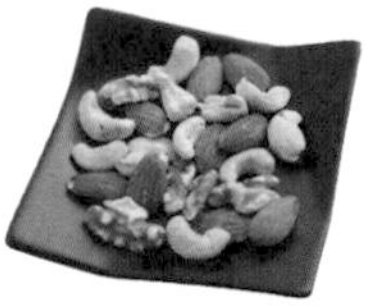

製作蔬果汁，除了使用蔬果，也能添加堅果，口感便溫順而適口。

內容大同小異，卻都是店裡的主力商品，雖然名為精力湯卻是各有不同味道，有一家連鎖店的精力湯強調不完全打碎，說是可以加強咀嚼功能，以致店裡經常看到那些奉行養生的信徒們人手一杯墨綠色的精力湯，邊喝邊嚼，成效如何不得而知，是否天天喝、長期喝也是問號，因為售價並不便宜。

我的早餐也有一杯蔬果汁，但我不稱為精力湯是因為我的內容項目沒那麼多，純然只有蔬菜水果，而且以現有的季節性材料為主，家裡有什麼水果就用什麼水果，當季有什麼蔬菜就用什麼蔬菜，並沒有刻意為了符合標準，而照著書上說的項目去準備。除了蔬菜水果頂多添加一些綜合性的堅果，如此口感便溫順而適口，至於營養成效如何，我覺得順其自然就好，多年來也已經成為習慣。我認為每種水果都有它的營養，均衡攝取就能均衡吸收。

精力湯或蔬果類的蔬菜，每個人添加的品項不同、分量和數量也不同，但有些可以直接加入，例如甜菜根、芹菜、苦瓜、苜蓿芽及各種芽菜類，有些含有菸鹼酸、草酸的蔬菜就不適合，如同生吃不但達不到效果反而不利健康，例如我打蔬果汁時若加入少許菠菜或地瓜葉時，一定先川燙過、沖涼再放入。

我並不喜歡喝顏色綠綠的蔬果汁，是為了讓不吃青菜的兒子能夠藉由喝果汁的方式攝取蔬菜的營養而已，雖然我調配得還不難喝，可是在我的理念中，美食應該是色香味都俱全的，為了營養而吃或喝一些不好看或不好吃的食物，未免太過將就，也喪失了美食的樂趣。

當大家一窩蜂的相信精力湯的全能功效時，是否有些盲點被忽略而過於盲從了？我不否認精力湯的效益，但如果只是把各種蔬菜水果和營養添加物混合在一起就算，我是懷疑的：首先每個人的體質不同，不見得每種組合都適合各人需要，其次號稱有機的蔬果是否都具備有機應有條件？不只是有機商品經常被爆出非有機的瑕疵，製作過程的清洗是否做得徹底？對忙碌的店家來說不也應該打個問號嗎？所以我認為比較安全、放心的方式是自己做。

我並不偏重某些水果或蔬菜，便宜的、貴的我都用，而且盡量選擇可以削皮的，如果加蔬菜，除了注意清洗，最好先川燙過，包括紅蘿蔔也最好煮熟再加入，避免其中的某些營養不能被吸收。只要不是當藥吃，任何食物只要均衡吸收，都可以達到健康養生的目的，畢竟我們需要的是食物不是藥物，不偏食加上不迷信，才能以平常心吸收營養、享受美食。

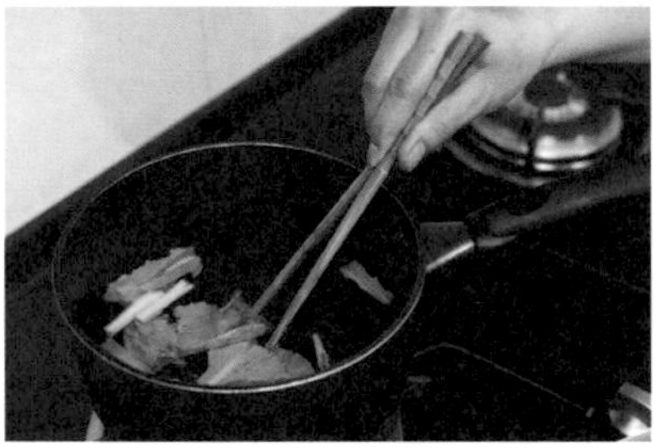
製作蔬果汁，若要加菠菜經過汆燙、沖涼的程序。

Part 5

遇見穀物雜糧新美食
營養好消化

遇見穀物雜糧新美食之①
學習接受糙米

我在上小學前，家裡吃的米都是軍眷配給的在來米，那時的米粒細碎不說，還有穀粒和雜質，口感非常不好。但是比起那個年代還有人需要在米飯中　番薯籤，算幸運了！後來吃到蓬萊米，比較過那種口感之後，就再也不想吃在來米了。經過幾十年的農業改良，現在台灣米的品質更是越種越好，偶爾到外地吃到泰國米反而不習慣呢。

近年來許多營養學家大力推廣粗食，認為糙米的營養比白米高，可是我對這種口感粗糙乾澀的米飯從不感興趣，可能是小時候吃怕了在來米的緣故！

甚至有人認為吃粗糧比較健康，因此走回老路，例如在米飯中添加地瓜。老實說，我雖然並不討厭地瓜，甚至偶爾也會吃烤地瓜或以地瓜為材料製作的食品，但是攙在飯裡一起煮，跟一貫的飲食習慣總覺得不搭。

煮糙米飯，按照煮飯前米要泡過的工序，糙米需要浸泡的時間比較長，水米的比例是1：1.5，如果搭配白米，最好分開浸泡，剛開始可以從少量添加去適應，然想吃、喜歡吃、就能選到適合自己想要的味道。

前些年我生病的時候，起初整天都是吃粥，那時候因為生病造成的咀嚼困難，加上整天躺著很少運動，吃粥好消化，痊癒之後，我在三餐之中的晚餐固定吃粥，一直持續至今，為的是讓清淡的飲食減少晚間活動力減少的身體負擔，因為我晚上幾乎不參加任何聚餐或外食，我不希望自己的飲食習慣造成別人的負擔，當大家都在吃香喝辣的時候，自己單獨要求清粥小菜豈不是標新立異惹人厭嗎？但是在家就無所謂了，吃得簡單也是讓自己輕鬆的方法。

◦清粥美味黃金比例

直接洗米煮的粥，口感清新滑順最好吃，只是米少了不好煮，以一杯米8杯水的比例，可以煮出三碗清粥，若是加有配料，則水的比例要更多些，為了不讓第二餐回鍋的粥變糊，通常當米粒熟軟時我會先盛出一半，另用鍋子裝，放涼後移入冰箱冷藏，下次吃時再煮，還是可以保有風味，另一半則煮到粥面冒出魚眼泡時熄火，放置片刻讓熱氣稍降，此時的口感及溫度都剛好濃稠適中，隨便兩樣小菜便可解決一餐，不讓自己吃撐，也不會半夜餓醒，習慣之後，儼然成為我最不麻煩的養生餐了。

遇見原味新美食

廣東粥

材料

白米1杯、瘦肉2兩、魚片2兩、豬肝2兩、蔥花、香菜各少許

調味料

高湯10杯、鹽1茶匙、白胡椒粉少許

作法

1 米洗淨、加入高湯，先燒開再改小火，熬煮至米粒碎裂的粥狀。

2 豬肝切片、拌少許玉米粉，瘦肉切片、魚肉切片，所有材料放入粥內煮熟，然後加鹽調味後熄火。

3 加入蔥花和香菜末，最後撒下白胡椒粉即可盛出食用。

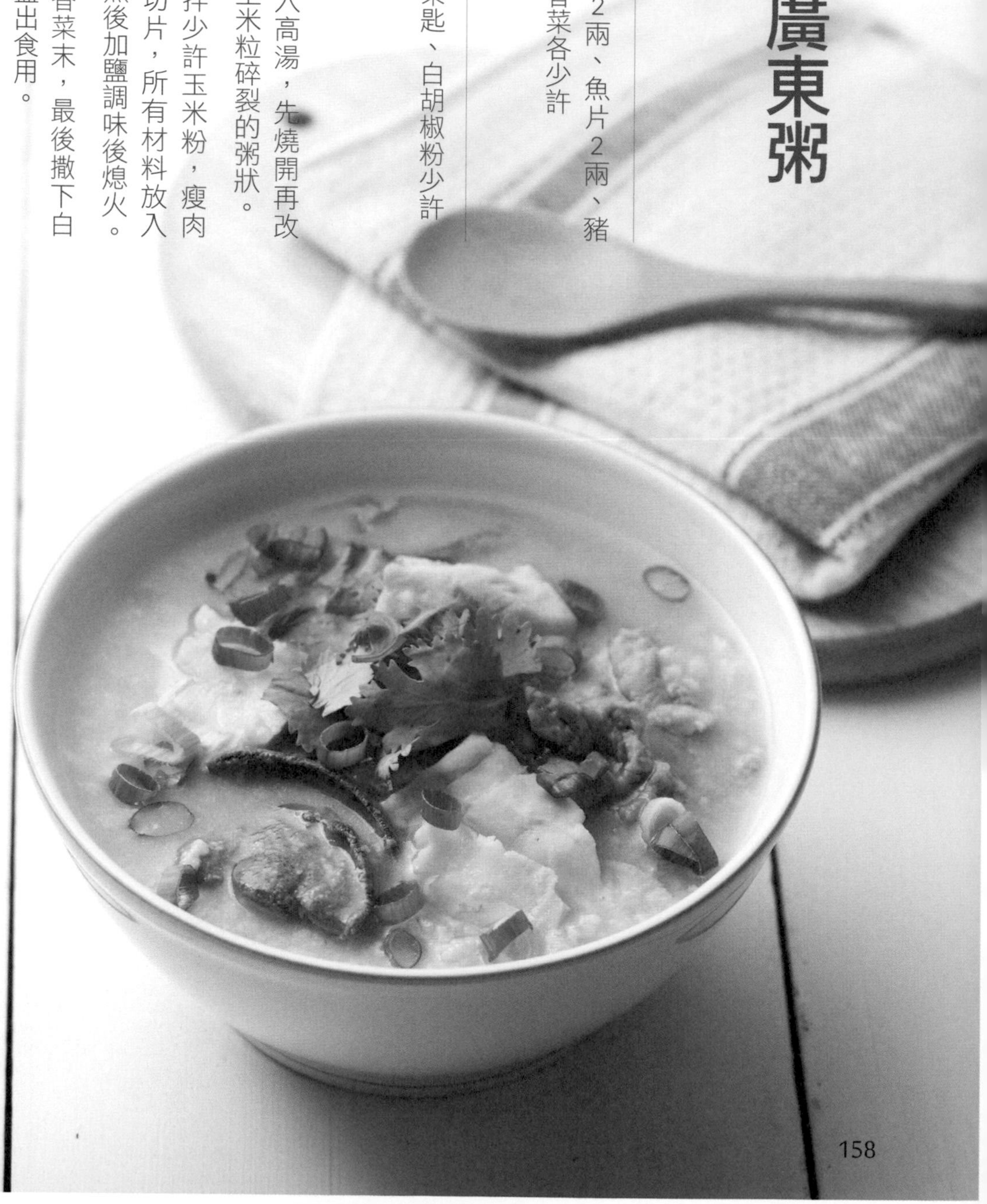

遇見原味新美食

台式鹹粥

材料

白米1杯、芋頭1/2個、瘦肉4兩、芹菜末少許、油蔥酥少許

調味料

清水12杯、鹽1/2大匙、白胡椒粉少許

作法

1 米洗淨，加水浸泡20分鐘後燒開，改小火熬煮。

2 約10分鐘後，加入削皮、切丁的芋頭煮至熟軟，加入瘦肉絲同煮至熟時熄火。

3 食用時在撒胡椒粉，加少許芹菜末、油蔥酥即可。

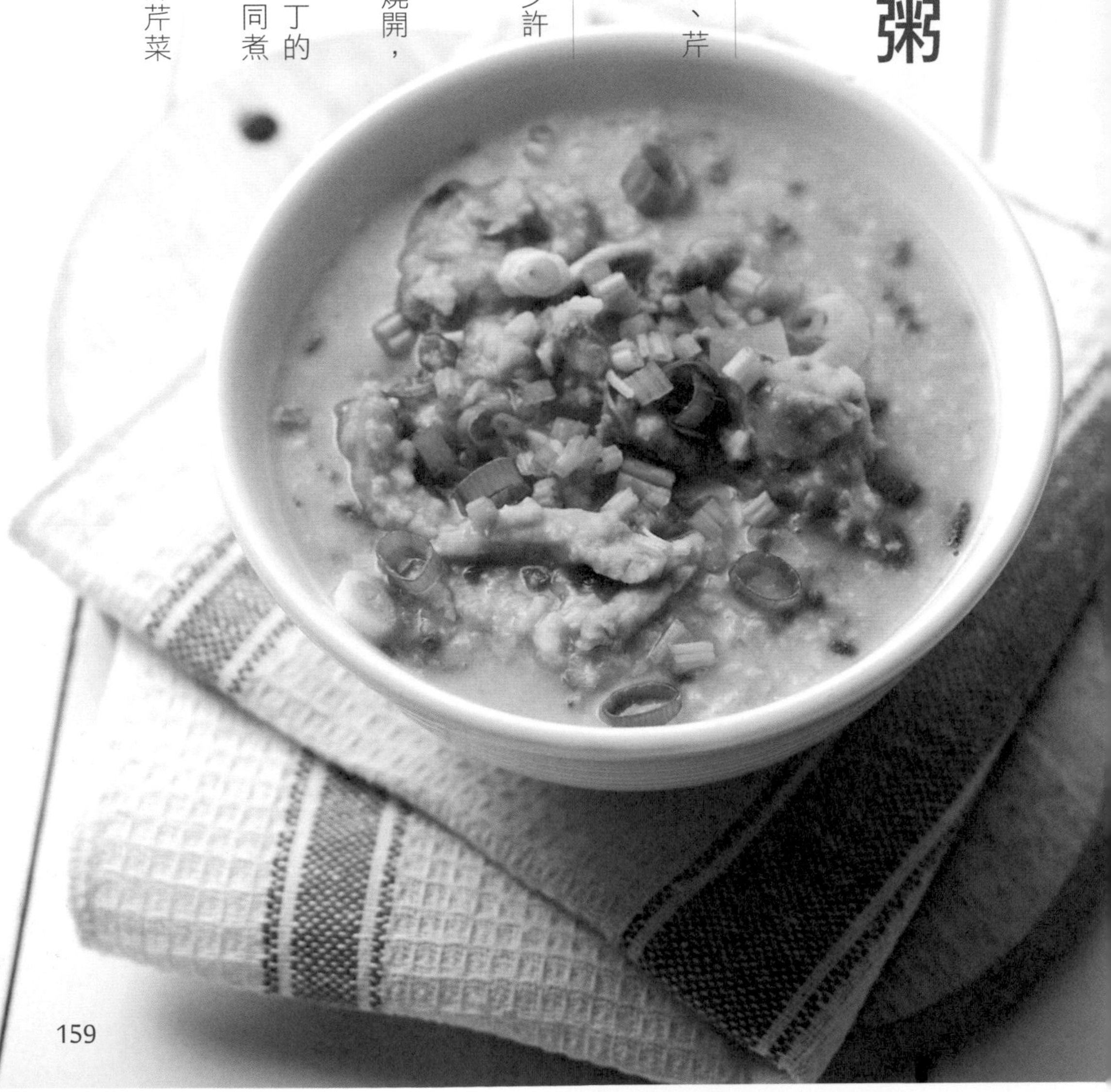

遇見穀物雜糧新美食之③

再營養也要兼顧口感與美味

早期當營養學家推行吃五穀米的時候，眾多養生者都奉為圭臬，紛紛捨白米改糙米猶嫌不足，咸認必須吃足五種不同的穀類才叫營養，後來坊間又出現十穀米，要吃的種類更多了，姑且不說如此營養是不是更充足，光是口感也是個問號吧？畢竟不同的米有不同的質地，不應該是同時入鍋可以煮出一致的軟硬度，若是分開煮豈不麻煩？再說我們真的需要吃那麼多不同的穀類嗎？

我的觀念是營養也要兼顧口感，養生也要美味。畢竟我們吃的是食物，不是藥物，吃飯是最自然不過的三餐需求，而為了養生，每天煮那麼一鍋五穀飯、十穀飯、告訴自己它多麼營養、多麼養生，然後不管好不好吃都強迫自己去接受、適應，未免太辛苦了，當然如果真的喜歡吃又另當別論。

其實營養的重點在於均衡，每種食物都有不同的營養成分，這裡吃不到的，別的食物也可以攝取到，而且可以用不同方式吸收，例如紫米的營養很高，坊間有磨成粉末狀，可以當成沖泡劑的吃法，喝一杯紫米露，口感肯定比混在五穀、十穀中

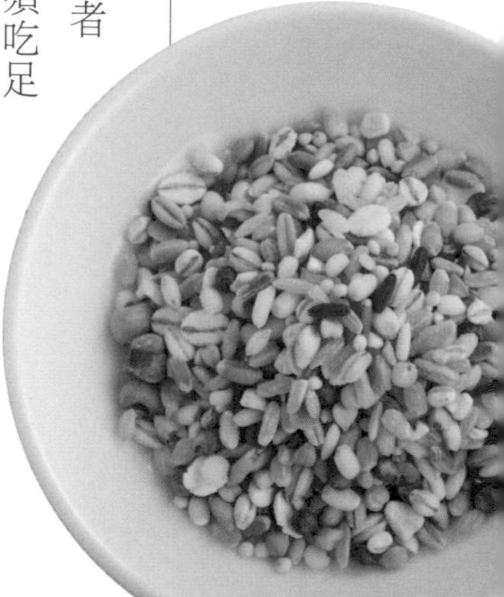

煮得硬梆梆的口感好得多。

另外，薏仁雖然有些品種比較軟糯，但混在米飯中煮，還不如單獨加在湯品中來得好吃，例如四神湯、薏仁鴨肉湯、薏仁冬瓜湯，照樣可以攝取到薏仁的營養，因此不必執著於一成不變的吃法，否則口感不好，再營養也無法持續吃的。

在品項上，除了白米和常見的糙米之外，五穀米、甚至十穀米都包羅了可以作為主餐的日常米食。

在口味上，除了不加任何調味料，到因為搭配了配料而必須調味之外，糖也是粥品的調味料之一，各種紅豆粥、綠豆粥、八寶粥、紫米粥便都是甜口味，也同樣受到大眾的喜愛。反觀鹹粥雖可果腹，卻不耐飽，必須搭配一些富有飽足感的食物，例如烙餅、包子、饅頭之類，就是吃粥非常好的搭檔，而甜粥好吃卻只能當點心，畢竟甜口味的食物容易膩口，因此只能偶爾吃吃，調劑味覺而已。

不可否認，偶爾跳脫常態，用另一種有別於習慣的吃食也是一種生活的情趣，例如我平常都是吃白粥，或是內容豐富的各種廣東粥，但是到了夏天，我也做北方的小米粥或不加糖調味的綠豆粥，外加一些涼拌小菜和蔥油餅、韭菜盒、抓餅、餡餅之類的麵食，既吃飽，口感也清爽，不過，提到小米粥，不得不想起第一次煮小米粥的糗事。

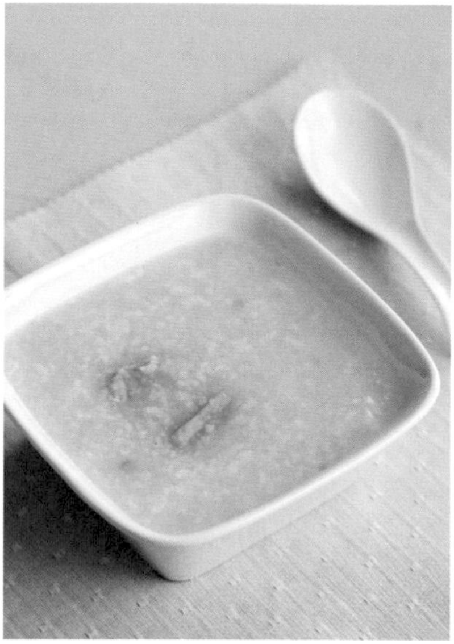

煮小米粥要添加三分之一的
碎玉米煮，口感更好吃。

。煮小米粥的竅門

俗話說不經一事、不長一智，雖然婚前我也吃過小米粥，但沒煮過，當家之後想到自己煮，肯定比上館子吃便宜而且方便，於是像洗米似的淘了一杯小米，以為洗乾淨、加水煮就可以了，沒想到煮小米粥和一般清粥完全是兩回事，首先，它的膨脹力比白米強，因此水量要比白米多一倍，否則脹大之後如果水量不夠，很容易糊成一鍋，甚至焦底，其次是顏色，小米看起來是黃的，但煮成粥之後的顏色並不如館子賣的那麼黃，後來才知道，原來除了小米之外，還要添加三分之一到一半不等的碎玉米一起煮，如此除了小米的成分，還有玉米的香氣和營養，難怪北方人都長那麼高大。

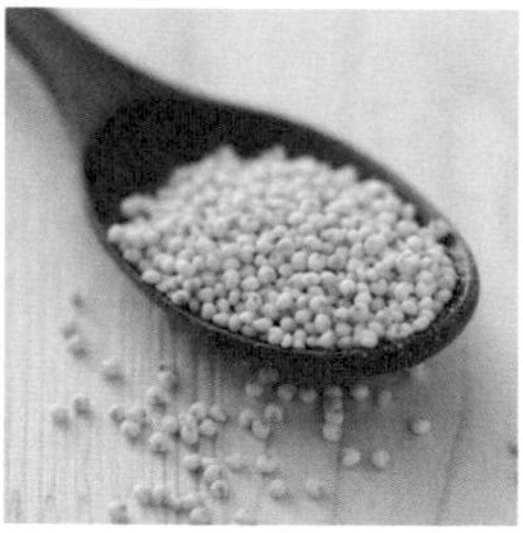

• 新鮮小米

看來不同飲食的營養也會造就不同的效果呢，雖然第一次煮出一大鍋足足吃了一星期才消化完的小米粥，但也因此搞懂了煮小米粥的竅門，倒也是從失敗中學會的寶貴經驗。

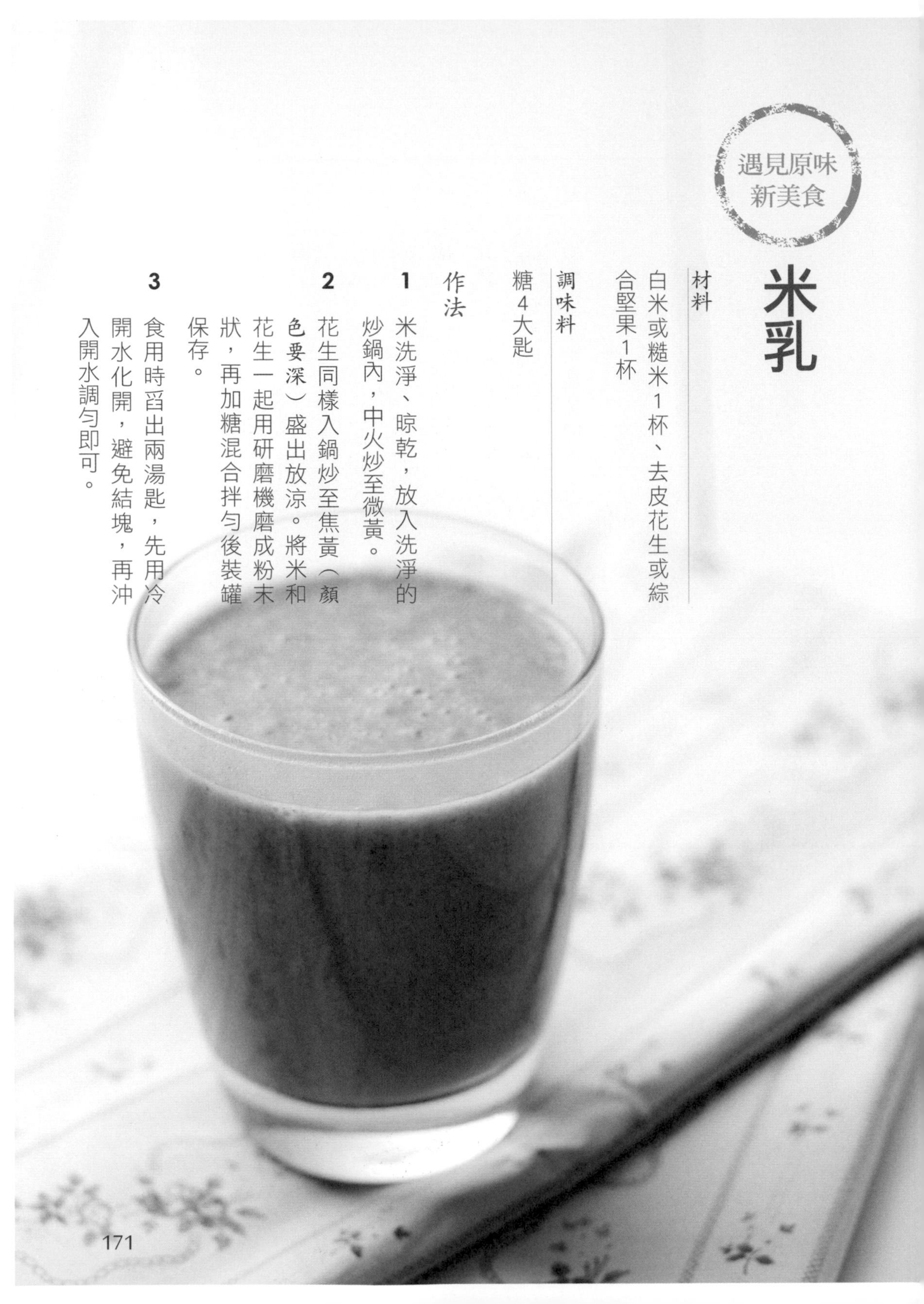

遇見原味新美食

米乳

材料

白米或糙米1杯、去皮花生或綜合堅果1杯

調味料

糖4大匙

作法

1 米洗淨、晾乾，放入洗淨的炒鍋內，中火炒至微黃。

2 花生同樣入鍋炒至焦黃（顏色要深）盛出放涼。將米和花生一起用研磨機磨成粉末狀，再加糖混合拌勻後裝罐保存。

3 食用時舀出兩湯匙，先用冷開水化開，避免結塊，再沖入開水調勻即可。

遇見原味新美食

古早味麵茶

材料

中筋麵粉2杯、炒香黑白芝麻

調味料

黃砂糖4大匙（可斟酌個人口感增減，亦可以用鹽調味做成鹹的）

作法

1 麵粉先用細網過篩，避免有結塊的顆粒。

2 炒鍋洗淨、烘乾，倒入麵粉用中小火翻炒至色澤微黃、發出香味為止。熄火後盛出、放涼，完全涼透再加糖調味，然後裝入罐內保存。

3 食用時舀出兩湯匙，先用冷開水化開，避免結塊，再沖入開水調勻即可。

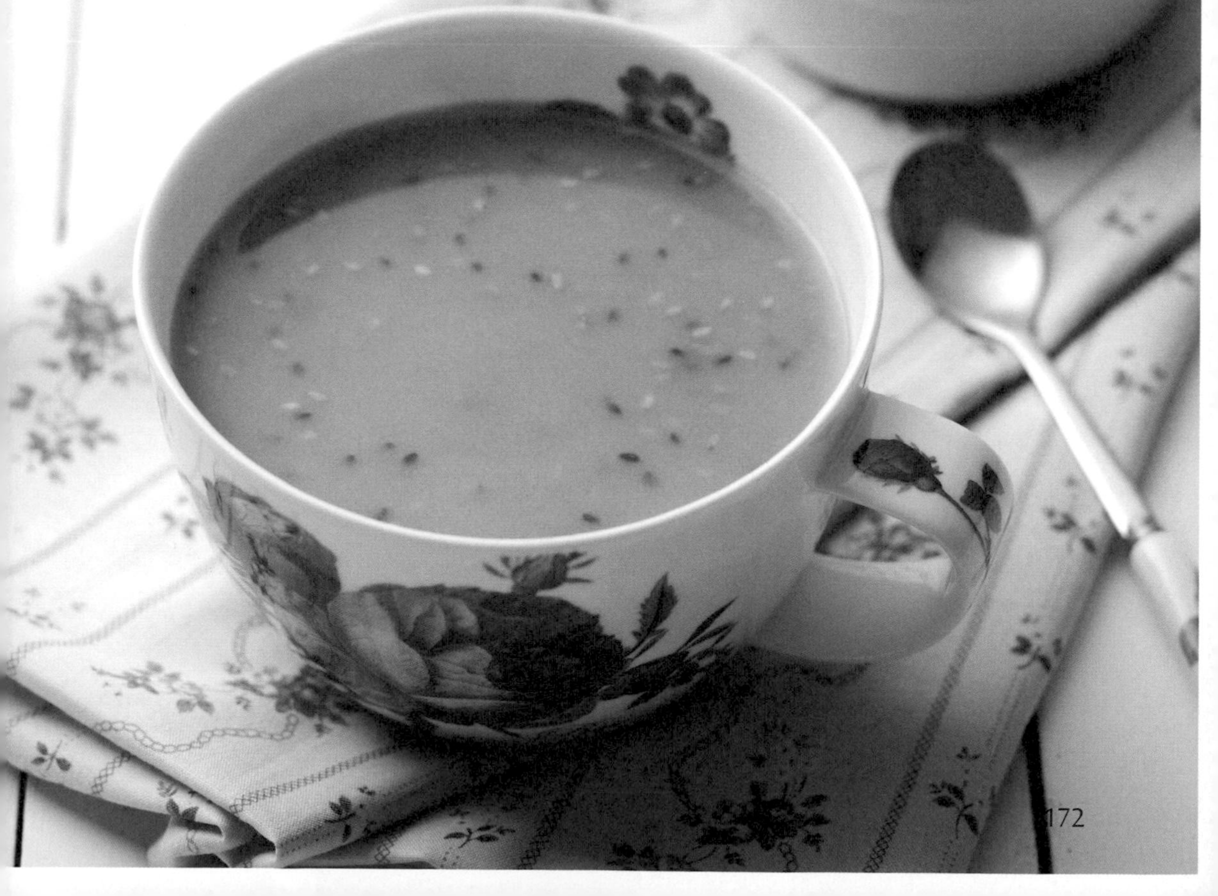

跟著 梁瓊白

遇見更多健康原味新美食

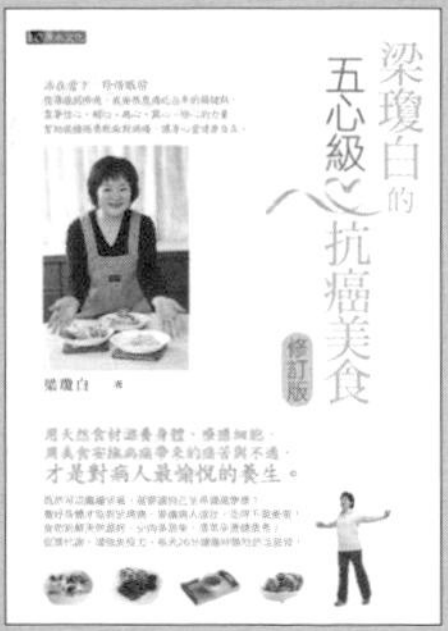

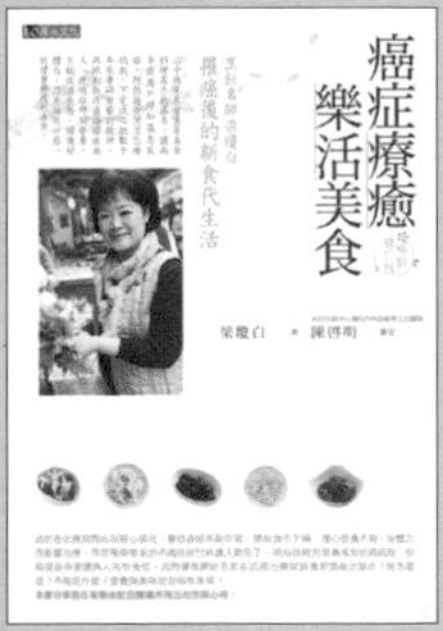

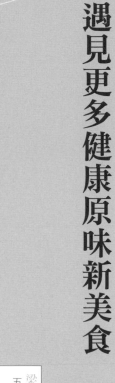

跟著 梁瓊白 遇見更多健康原味新美食

一起來享用健康原味新美食

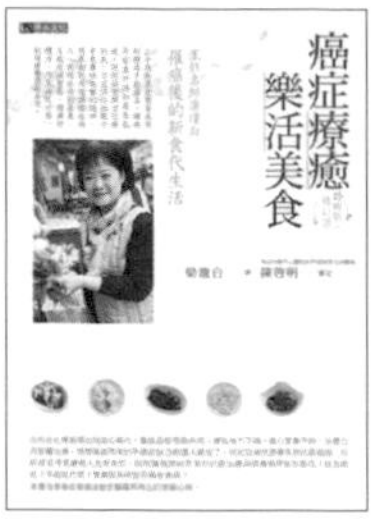

癌症療癒樂活美食

〔暢銷修訂版〕

烹飪名師梁瓊白罹癌後的新食代生活

定價 350 元　2018/4/17 出版

三十年來背負著「資深美食家」、「烹調料理達人」的盛名，讓兩年前意外得知罹患乳癌，坦然接受開刀化療的我，下定決心把數十年來專研廚藝的精神，用來創新改造讓癌症病人「既吸收得到營養，又能促進食慾、儲備好體力，乃至滿足口慾」的健康療新美食！

榮獲國健局健康好書推介獎

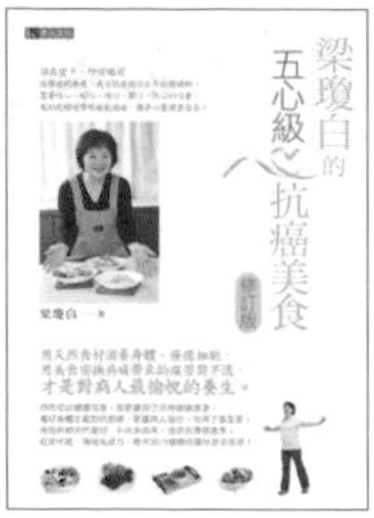

梁瓊白五心級抗癌美食

〔修訂版〕

用天然食材滋養身體、療癒細胞，用美食安撫病痛帶來痛苦與不適，才是對病人最愉悅的養生。

定價 350 元　2018/4/17 出版

「活在當下、珍惜眼前」

靠著信心、耐心、用心、關心、恆心五心力量，幫助我積極勇敢面對病痛，讓身心靈健康自在。

食物新鮮天然最好，少肉多蔬果、清蒸汆燙健康煮！促進代謝、增強免疫力，每天 20 分鐘隨時隨地舒活筋骨！

肉類

食譜名稱	頁碼	食譜名稱	頁碼
牛肉涮片鍋	p180	滴牛肉精	P119
雪花肉涮片鍋	P182	滴雞精	P120
清蒸雞湯	P184	香菇雞湯	P128
		香煎牛排	P144
		蕈汁雞湯	P148
		清燉牛肉湯	P154
		肝膏羹	P156
		泡菜牛肉捲	P170
		雞湯雲吞	P172
		酸辣牛肉河粉	P175
		酸菜碎肉麵	P175
		磨菇醬牛排	P176
		紅酒燉牛肉	P176

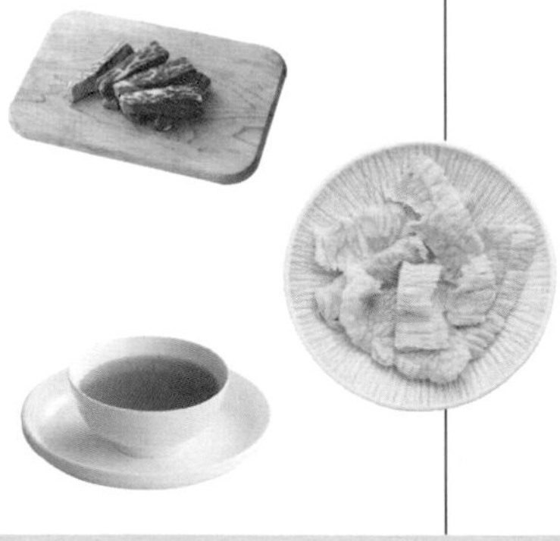

跟著 梁瓊白 遇見更多健康原味新美食

	食譜名稱	頁碼	食譜名稱	頁碼
海鮮	鮭魚泡菜鍋 薑絲魚湯	P186 P188	鱸魚湯 乾煎圓鱈 當歸生魚湯 奶湯鱈魚 檸檬蒸魚	P122 P124 P126 P146 P177
蔬菜&菇類	綠蘆筍汆燙 綠蘆筍素炒 白蘆筍煮湯 綠蘆筍打汁 南瓜焗烤 南瓜煮湯 南瓜紅燒 番茄紅燒 番茄煮湯 番茄涼拌 綠花椰素炒 白 / 綠花椰煮湯 白 / 綠花椰沙拉 紅蘿蔔紅燒 紅 / 白蘿蔔涼拌 紅 / 白蘿蔔煮湯 廣式泡菜 四川泡菜 韓式泡菜 杏鮑菇 / 香菇 / 鴻喜菇焗烤 洋菇煮湯 金針涼拌	P192 P193 P194 P195 P196 P198 P199 P200 P202 P202 P204 P204 P205 P260 P208 P209 P216 P217 P218 P210 P212 P213	菠菜拌豆乾 酸辣蓮白菜 涼拌黑木耳 南瓜麵疙瘩 南瓜攤餅 珊瑚蘿蔔捲 脆花瓜 糖蒜 剝皮辣椒 漬薑 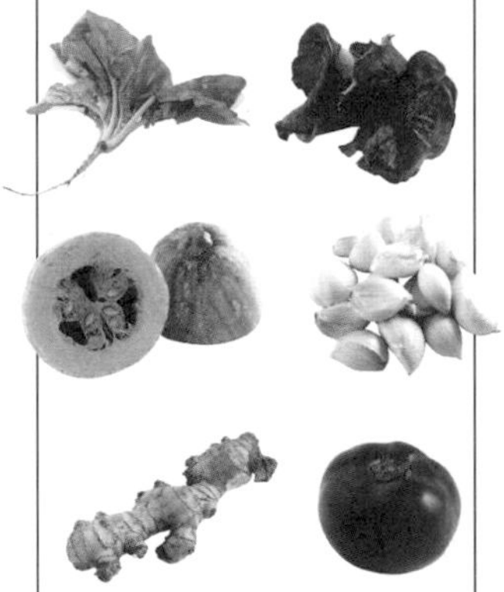	P96 P98 P104 P188 P190 P158 P162 P164 P166 P168
豆&蛋類	油豆腐紅燒 嫩豆腐涼拌 豆花清燴 油豆腐水煮 荷包蛋油煎 菜脯蛋油煎	P220 P221 P222 P223 P224 P225	酸辣豆腐羹 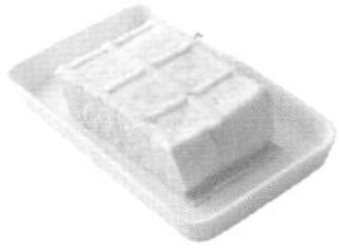	P160
穀物雜糧	糙米飯 地瓜粥 燕麥片 全麥饅頭 全麥土司	P226 P226 P227 P227 P228	南瓜糙米濃湯 小米地瓜粥 鹹粥 鹹麥片 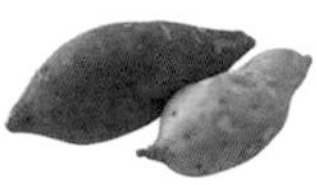	P150 P152 P174 P174

Family 健康飲食 HD5030X

《當然要挑食》修訂版

梁瓊白遇見原味新美食

作　　者　梁瓊白
企劃選書　林小鈴
責任編輯　張棠紅

行銷經理　王維君
業務經理　羅越華
總 編 輯　林小鈴
發 行 人　何飛鵬
出　　版　原水文化／台北市民生東路二段141號8樓
電話：（02）2500-7008　傳真：（02）2502-7676
網址：http://citeh2o.pixnet.net/blog　E-mail：H2O@cite.com.tw
發　　行　英屬蓋曼群島商家庭傳媒股份有限公司城邦分公司
台北市中山區民生東路二段141號2樓
書虫客服服務專線：02-25007718；25007719
24小時傳真專線：02-25001990；25001991
服務時間：週一至週五9:30～12:00；13:30～17:00
讀者服務信箱E-mail：service@readingclub.com.tw
劃撥帳號／19863813；戶名：書虫股份有限公司
香港發行　城邦（香港）出版集團有限公司
香港灣仔駱克道193號東超商業中心1樓
電話：852-25086231　傳真：852-25789337　電郵：hkcite@biznetvigator.com
馬新發行　城邦（馬新）出版集團
41, JalanRadinAnum, Bandar Baru Sri Petaling, 57000 Kuala Lumpur, Malaysia.

美術設計　孔雀綠設計工作室
封面設計　劉麗雪
攝　　影　子宇影像工作室・徐榕志
製版印刷　科億資訊科技有限公司
初版一刷　2015年10月22日
修訂一版　2019年11月7日
定　　價　350元

ISBN 978-986-5853-81-5(平裝)
EAN 4717702099121

國家圖書館出版品預行編目資料

當然要挑食:當梁瓊白遇見原味新美食 / 梁瓊白著. -- 初版. -- 臺北市 : 原水文化出版 : 家庭傳媒城邦分公司發行, 2015.10
面；　公分. -- (Family健康飲食 ; HD5030)
ISBN 978-986-5853-81-5(平裝)

1.健康飲食 2.食譜

411.3　　104018824